**Ensaios Nada
Convencionais**

Ensaios Nada Convencionais

WILSON LUIZ SANVITO

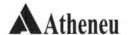

EDITORA ATHENEU

São Paulo —	*Rua Jesuíno Pascoal, 30* *Tel.: (11) 2858-8750* *Fax: (11) 2858-8766* *E-mail: atheneu@atheneu.com.br*
Rio de Janeiro —	*Rua Bambina, 74* *Tel.: (21) 3094-1295* *Fax: (21) 3094-1284* *E-mail: atheneu@atheneu.com.br*
Belo Horizonte —	*Rua Domingos Vieira, 319 – conj. 1.104*

CAPA: Equipe Atheneu
PRODUÇÃO EDITORIAL: MWS Design

Dados Internacionais de Catalogação na Publicação (CIP)
(Câmara Brasileira do Livro, SP, Brasil)

S277e

    Sanvito, Wilson Luiz
      Ensaios nada convencionais / Wilson Luiz Sanvito. - 1. ed. - Rio de Janeiro :
Atheneu, 2017.
     il.

    Inclui bibliografia
    ISBN 978-85-388-0820-6

    1. Filosofia. I. Título.

17-43701   CDD: 100
                                    CDU: 1

31/07/2017   01/08/2017

SANVITO W. L.
Ensaios Nada Convencionais

©Direitos reservados à Editora Atheneu – São Paulo, Rio de Janeiro, Belo Horizonte, 2017.

Apresentação

Como definir ensaio? Recorro à Wikipédia, sempre à mão, para dizer que "ensaio é um texto literário breve, situado entre o poético e o didático, expondo ideias, críticas e reflexões morais e filosóficas a respeito de um tema. Consiste também na defesa de um ponto de vista pessoal e subjetivo sobre um tema (humanístico, filosófico, político, cultural, social, comportamental, literário, histórico, artístico etc.), não, necessariamente, amparado em provas formais como documentos ou dados empíricos ou provas dedutivas de caráter científico. O ensaio deve correr solto e de modo assistemático, sem um estilo definido."

Os ensaios têm sua origem no final do século XVI e seu pioneiro foi o escritor e filósofo francês Michel Montaigne, que deu *status* ao ensaio ao publicar, em 1580, os dois primeiros volumes (de um total de três) dos seus *Essais*. Logo depois, na Inglaterra, o filósofo Francis Bacon publicava *Essays* (1597) e se tornava o primeiro grande ensaísta inglês. Montaigne e Bacon criaram uma ferramenta que se tornaria um dos principais gêneros literários dos críticos e filósofos, e que viria a influenciar a história. Esse gênero literário tem sido cultuado, desde a sua introdução, por eminentes pensadores como Goethe, Emerson, Thoreau, Huxley, Camus, Freud, Ortega y Gasset, Zweig, Mann e tantos outros. De sorte que é literalmente botar o pé no pântano tentar escrever um texto de ensaios. Mas o ensaísta tem que ousar e correr todos os riscos. O seu objetivo deve ser agitar os conceitos no mercado das ideias.

Este *Ensaios Nada Convencionais*, que ofereço ao leitor, trata de temas variados (médicos, sociais, comportamentais, culturais, filosóficos...) que agitaram os meus neurônios em períodos diversos da vida.

Alguns não são inéditos e foram reciclados, enquanto outros têm o selo do ineditismo. Ao lançar estes ensaios eu não espero o aplauso fácil nem a concordância irrestrita, porque quando todos pensam igual é sinal de que ninguém pensa muito.

Wilson Luiz Sanvito

Sumário

1 A Morte Dessacralizada, 1

2 Neurocentrismo – A Banalização da Neurociência, 7

3 Inteligência: Esse Labirinto!, 15

4 Esboço sobre o Riso, 23

5 A Universidade Brasileira: Um Olhar Crítico, 31

6 O Culto à Violência no Mundo Moderno, 39

7 A Dimensão Espacial na Vida Animal e Humana, 51

8 A Utopia do Ócio, 59

Apêndice – O Novo Desafio Ludita, 66

9 Indústria Farmacêutica: Uma Abordagem Crítica, 67

10 A Arte do Beijo, 79

11 A Arte e o Engenho da Mentira, 85

12 O Brasil Profundo e o Sistema Público de Saúde, 91

13 A Dor e a Natureza Humana, 99

14 Os Paradigmas da Medicina, 107

15 A Filosofia com Humor, 117

16 Agonia da Cultura?, 129

Apêndice – Conhecimento Filosófico *versus* Conhecimento Científico, 139

Índice Remissivo, 141

1

A Morte Dessacralizada

Vou desdobrar o tema em três partes: A Morte; A Medicina e a Morte; A Tecnologia e a Morte.

A MORTE

Escrever sobre a morte não é tarefa agradável, além do que o assunto espanta os leitores. Falar sobre a morte, tema que beira o transcendental, é sempre um desafio. Efetivamente o morrer, essa situação-limite, adquire uma conotação sagrada porque permeia os confins entre a vida e a morte e nos remete a uma vereda escatológica. Existem algumas situações que nos colocam diante das ultimidades (termo utilizado pelo filósofo espanhol Julián Marias) de nosso projeto de vida: nascimento e morte. A morte é uma experiência profundamente humana e não um mero processo biológico, como a encaram muitos médicos.

Tarefa complexa é definir morte. Tem-se tentado, desde a Antiguidade Clássica, formular uma definição de morte. Hipócrates, no século V a.C., assinala no *De Morbis,* 2º Livro, parte 5, o que segue: "Testa enrugada e árida, olhos cavos, nariz saliente, cercado de coloração escura, têmporas deprimidas, cavas e enrugadas, queixo franzido e endurecido, epiderme seca, lívida e plúmbea, pelos das narinas e dos cílios cobertos por uma espécie de poeira de um branco fosco, fisionomia nitidamente contornada e irreconhecível." Esta é uma descrição impressionante, é um retrato da cara do morto e não uma definição. Penso que a morte toca as raias do sagrado e, portanto, cai no terreno das indefinições.

A morte é um tabu e provoca rejeições no corpo social, principalmente nas sociedades desenvolvidas do Mundo Ocidental. Seguramente a morte, que constitui a parte nuclear do universo existencial do ser humano, suscita angústia e aversão. Entretanto, a morte é um fenômeno natural e necessário, pelo qual a vida se alimenta e se renova. A morte é uma tragédia para o indivíduo e um bem para a espécie. Como dizem os franceses: *À quelque chose malheur est bon.* Embora, do ponto de vista biológico se possa afirmar que a morte faz parte de um ciclo próprio de todo organismo, esta conceituação simplista não atende aos múltiplos enfoques que este estado suscita. Os aspectos existenciais, religiosos, culturais e filosóficos transcendem de muito aos aspectos puramente biológicos. Realmente, o homem é o único animal que tem consciência plena de sua finitude e isto o preocupa. Como ele encara este fato? Pergunta irrespondível porque o homem é um ser singular e, portanto, cada um reage de modo peculiar. Mas é inquestionável que a consciência de nossa finitude nos impregna de uma espécie de sentimento trágico do mundo.

A morte é uma libertação? Seguramente que sim para os pacientes terminais e para aquelas pessoas que têm grande dificuldade para lidar com a vida. E o medo de morrer, como deve ser administrado? Para o ensaísta Michel Montaigne, filosofar é aprender a morrer, e para os medrosos (quase todos nós) ele ponderou: "Quem não souber morrer que não se preocupe. A natureza o instruirá em um instante, e o fará com exatidão." Certamente a morte não melhora ninguém, mas o momento da morte se reveste de um certo ar de solenidade que confere ao ser agônico a dignidade da passagem. Para concluir este módulo é pertinente citar o escritor Paulo Mendes Campos, que no seu livro *Transumanas,* disse sobre a morte: "Não estou pronto agora, mas se ela chegar agora, estou pronto."

A MEDICINA E A MORTE

Os budistas mencionam a morte como uma das quatro aflições da vida humana: o nascimento, a velhice, a doença, a morte. O aumento da vida média da população, quer dizer o envelhecimento das pessoas, traz no seu bojo a perspectiva de doenças do tipo degenerativo: aterosclerose, osteoporose, artroses, demências do tipo Alzheimer, mal de Parkinson etc., além de doenças neoplásicas. Essas doenças, com os recursos da medicina contemporânea, costumam ter uma evolução prolongada, interferindo na terminabilidade da vida – o que pode acarretar uma lenta agonia no processo de morrer.

Realmente quanto maior for o número de armas eficazes de que o médico dispõe na sua luta contra a morte, menos ele aceita os limites de seu poder, de que a morte é testemunha irrecusável. Na esteira deste raciocínio, o médico lança-se às cegas em um combate que trava até o absurdo. Este comportamento chama-se obstinação terapêutica. Muitas vezes, a "morte-sob-controle" é uma espécie de vitória de Pirro. Quando um idoso se encontra no termo da vida – o que um clínico experiente reconhece facilmente – é preferível ajudá-lo a ultrapassar humanamente esta última prova do que fazê-lo sobreviver, inconsciente e miserável, durante alguns dias ou semanas [ou mesmo meses] à custa de grandes sofrimentos para ele e seus familiares. Respeitar a vida é também respeitar a morte, da qual é indissociável.

Entretanto, apesar de a morte [e o morrer] fazer parte do cotidiano médico, ela é a grande ausente do ensino médico. É praticamente uma constante nas escolas médicas, o conceito de medicina como ciência curativa, a serviço do prolongamento da vida, não se dando a devida ênfase, a um dos postulados básicos da medicina que é a diminuição do sofrimento humano nas situações-limite. O nosso estudante de medicina recebe uma vultosa massa de informação a respeito do linfócito T ou do RNA-mensageiro, entretanto, fica jejuno de como conduzir um paciente agonizante. Em nosso sistema universitário, sobra informação falta formação. Nessa espécie de último capítulo da medicina, que é o enfrentamento do problema doente-no-limiar-da-morte, ainda quase nada se faz nas escolas médicas.

Felizmente começa a surgir agora uma luz no fim do túnel: é a medicina paliativa que ressurge com nova roupagem. Aqueles pacientes que estão evoluindo para um estado vegetativo persistente [ou que se encontram neste estado] recebem, em uma unidade especial, cuidados paliativos visando coibir o desconforto, o sofrimento e a dor, atuando a equipe médica como mediadora para uma morte não agônica. São os desígnios da natureza que imperam e que devem ser respeitados, configurando o que se convencionou chamar de ortotanásia ou morte consentida. O Conselho Federal de Medicina elaborou uma resolução em 31/08/12, (publicada no Diário Oficial) que permite ao paciente lúcido decidir sobre o seu tratamento na fase de terminabilidade da vida. Esse procedimento é chamado de "testamento vital" ou "diretiva antecipada da vontade." O texto diz que, para ser válida, basta que a vontade do paciente conste em seu prontuário médico, sem necessidade de assinatura, registro em cartório ou testemunhas. A revista *Veja* (23/03/2016) reproduz uma matéria da revista inglesa *The Economist* que monitora a qualidade da morte em 80 países: "No último levantamento do *Quality of Death Index*, divulgado em 2015, o Brasil aparece em 42° lugar, atrás de países como Cuba, Lituânia e Mongólia. O que influencia o *ranking* é a condição dos cuidados paliativos, prestados a quem não tem perspectiva de recuperação. Estima-se que só 0,3% dos brasileiros em estado terminal recebam os cuidados devidos. Na Inglaterra, campeã mundial do *ranking*, o número é 47%."

A TECNOLOGIA E A MORTE

O ser humano cultua os seus mortos desde a pré-história. Entretanto a sociedade da técnica rompeu com o sagrado e violentou o ritual da morte, de modo que o moribundo sai de cena em um nicho de hospital coberto por uma avalanche de aparelhos (respirador, aspirador, monitor, ressuscitador), além de penetrado por sondas, cateteres, alimentação enteral etc. O morto não deve ser o simples encerramento de um prontuário e, com muita propriedade, disse o poeta francês Charles Péguy: "Quando um homem morre, não morre somente de sua doença, morre de toda sua vida." Não vai longe o tempo em que o médico diagnosticava a morte como uma ocorrência indiscutível da natureza. Era testemunha, não ator. Agora, o médico já não constata a morte somente, pois pode adiá-la e até administrá-la. É o senhor da morte, e não mais registra a hora final da vida, mas fixa-a segundo sua escolha.

De sorte que a sociedade contemporânea, que é balizada por uma medicina altamente técnica, vive um dilema entre os extremos de uma ética que defende o direito de viver e o direito de morrer. O contraponto da morte consentida é a morte postergada. Na era da medicina tecnológica, a morte foi transformada em um acontecimento calculado e programado pela ciência. Isso significa que o morrer pode se transformar em um ato tecnicamente controlado. E a leitura que se pode fazer dessa situação é a seguinte: "Até a morte pode ser medicalizada!" Nas Unidades de Terapia Intensiva, o médico é uma espécie de tanotocrata – quer dizer administrador da morte. Os médicos norte-americanos até usam uma expressão surpreendente para designar esse tipo de morte: *the respirator is turned off.* Essa fórmula resume à perfeição o ato técnico que encerra uma vida, sem que o termo "homem ou mulher", ou o termo "vida" ou mesmo o termo morte seja pronunciado. Essa morte, sob "tortura tecnológica", recebe o nome de distanásia; a morte piedosa (ou abreviada) recebe o nome de eutanásia e a morte consentida pelos desígnios da natureza recebe o nome de ortotanásia. A eutanásia ainda não é permitida pelo estatuto legal de nosso país.

De sorte que a ciência médica, aliada à sua parceira a tecnologia, operou o "milagre" de desdobrar a morte *tout court* em três modalidades. Vamos ver um pouco isso. Quando uma pessoa sofre uma parada cardíaca e é ressuscitada, ela corre o risco de sofrer um dano irreversível de seu córtex cerebral (região mais evoluída do cérebro e responsável pelo conteúdo da consciência). Este paciente pode evoluir para um estado vegetativo persistente, sendo incapaz de se relacionar com o meio circundante, configurando o que eu chamo de "morte social." Esse estado vegetativo pode se tornar permanente e perdurar por meses ou anos até que se consume a morte final. Quando o dano irreversível acomete a totalidade do encéfalo (cérebro + tronco cerebral) configura-se a "morte encefálica." É a abolição das funções do tronco cerebral e a manutenção das funções vitais é feita através de aparelhos e drogas vasoativas. Esse tipo de morte não é consenso na comunidade científica internacional e a legislação de certos países não aceita a morte encefálica como morte definitiva. A terceira modalidade de morte é a "morte clínica", que traduz a cessação de todas as funções orgânicas – é a morte propriamente dita.

Em suma: a técnica é que acaba determinando a nossa maneira de viver e a nossa maneira de morrer. A tecnociência nunca se interroga: "O que pode ser feito, deve ser feito?" No meu entendimento é preciso estabelecer um equilíbrio entre o tecnossaber e a tecnoética.

6 ▪ ENSAIOS NADA CONVENCIONAIS

2

Neurocentrismo

A BANALIZAÇÃO DA NEUROCIÊNCIA

Quero iniciar este ensaio com a citação de um jornalista americano do século passado (H. L. Mencken): "Para cada problema complexo existe uma solução clara, simples e errada." Essa citação serve aos propósitos para o desenvolvimento deste texto.

A Física Teórica foi uma espécie de "Cinderela" das ciências do século XX. Eu me refiro particularmente à física de partículas ou subatômica, à teoria da relatividade e à física quântica. Era aceito amplamente que a física fornecia um catálogo completo das leis fundamentais que regem o universo. O famoso físico Stephen Weinberg escreveu um livro em 1992, com o título *Dreams of a Final Theory* em que defendia uma "teoria do tudo", porém reconhecia que havia um problema com a consciência – ela é irredutível ao físico. Ela – a física – pode explicar os correlatos objetivos da consciência (correlatos neurais), mas fazer isso não é explicar a própria consciência ou mente (experiências subjetivas). No século XXI, essa capacidade para explicar tudo vem sendo transferida para a neurociência – uma espécie de gazua que abre todas as portas. Há um frenesi da mídia e até de neurocientistas no sentido de localizar em centros cerebrais específicos questões extremamente complexas. Assim fala-se em escanear o cérebro através de métodos neuroeletrofisiológicos ou de ler os pensamentos através da ressonância magnética funcional (RMf). É a banalização da neurociência. É uma espécie de frenologia sofisticada. Vou fazer um *flash-back,* o que vale dizer girar a roda da história em direção ao passado para analisar a evolução do conhecimento nesse terreno.

Franz Joseph Gall – anatomista e médico austríaco – criou a frenologia por volta de 1800. A frenologia, que gozou de grande aceitação no século XIX, era uma teoria que estudava o caráter e as funções intelectuais humanas, baseando-se na conformação do crânio. Segundo Gall, as faculdades do cérebro são inatas e os "órgãos" que as representam determinam boceladuras cerebrais que se imprimem sobre o crânio. De sorte que pelo exame do crânio (palpação e mensuração) pode-se detectar as características do indivíduo e identificar o órgão da poesia, da ambição, da inteligência matemática, da tristeza... são 27 órgãos no total. A frenologia (ou craniologia) – um avanço na época – influenciou, em parte, o médico legista italiano Cesare Lombroso que criou a Escola de Antropologia Criminal em 1871. "Um tipo lombrosiano" apresenta anomalias somáticas craniofaciais no seu fenótipo (lobos da orelha aderidos, cabeça grande, bossas frontais proeminentes, estigmas epilépticos...). Então temos aqui contemplados dois fatores importantes: 1) Fatores inatos na frenologia; 2) Fatores somáticos na antropologia criminal.

Vou voltar à neurociência (quando ainda não se usava este termo) com os pioneiros do estudo da localização das funções cerebrais. E aqui se agiganta a figura de Paul Broca – que foi um médico e antropólogo francês do século XIX. Broca atendeu no hospital de Bicêtre um paciente chamado Leborgne para tratar de um flegmão gangrenado em uma perna – mas ele ficou impressionado que este paciente (com provável antecedente de acidente vascular cerebral) só verbalizava a palavra tan-tan e até ficou conhecido no hospital como Monsieur Tan-Tan. O paciente, depois de algum tempo, foi a óbito e na mesa de autopsia Broca encontrou uma área de lesão no pé da 3ª circunvolução frontal esquerda. Em 1861, ele apresentou o caso na Sociedade Francesa de Antropologia e postulou que o centro da fala estava localizado naquela área; mais tarde, ele apresentou mais dois casos com características semelhantes e ainda afirmou que a lesão responsável localizava-se sempre no hemisfério cerebral esquerdo. Pronto, estava criado o dogma da 3ª circunvolução frontal esquerda. Em 1874, Carl Wernicke – na Alemanha – descobriu uma área posterior no lobo temporal que lidava com a compreensão da linguagem. Outras áreas de localização da linguagem foram descritas (Charcot, Déjérine etc.), porém o neurologista francês Pierre Marie discordou desse localizacionismo estrito, e assumiu uma postura globalista, no sentido de que as afasias não dependiam de áreas nitidamente circunscritas mas sim de comprometimento mais difuso de circuitos funcionais. Essa polêmica desencadeou uma batalha entre localizacionistas e globalistas. A partir daí a tendência localizacionista ganhou força e muitas tentativas de localizacionismo estrito foram feitas através de confecções de mapas citoarquitetônicos (Brodmann, Vogt, von Ecônomo) a fim de conferir a cada área um valor funcional. Isto pode ter valor para mapear algumas funções primárias (área motora, área sensitiva, área visual primária etc.), mas esbarra em imensas dificuldades quando se trata de funções complexas (estados subjetivos, pensamentos abstratos e outros estados mentais). Me parece impossível aprisionar funções mentais complexas em centros nitidamente circunscritos. O cérebro deve trabalhar, a meu juízo, dentro de um integracionismo funcional.

Nesses primeiros anos do século XXI há, na minha ótica, uma tendência biologizante nas ciências para explicação de fenômenos complexos e que fogem a uma mera explicação biológica. Se o ser humano nas suas raízes é biológico, ele vai se tornando ao longo da vida em psicológico, social, histórico, cultural e ambiental. A biologização do ser humano é reducionista, isto é, uma tentativa de explicar o todo pela soma de suas partes – o todo é sempre maior do que a soma das partes. Um exemplo: os estados mentais transcendem o fisiológico, os estados fisiológicos transcendem o molecular, os estados moleculares transcendem o atômico, os estados atômicos transcendem os subatômicos. Vamos para um exemplo prático, nós estamos vivendo uma era de genetização de comportamentos complexos. A mídia noticia com certa frequência: descoberto o gene da prostituição, o gene da infidelidade, o gene do crime, o gene da moralidade e por aí vai. É uma espécie de ditadura dos genes. Me parece equivocada a tentativa de explicar comportamentos complexos através da expressão de um ou mais genes. Embora o genoma tenha sido decodificado no ano 2000, ainda existem muitas áreas cinzentas e até buracos negros na genética do comportamento. É uma simplificação inaceitável. O ser humano é [e sempre será] o subproduto de seu genoma e de seus fatores ambientais. O Dr. Dean Hamer – Diretor da Unidade de Estrutura do Gene, do Instituto Nacional do Câncer dos Estados Unidos – escreveu um livro intitulado *O Gene Divino* em que defende a tese de que a fé é pré-programada dentro de nossos genes. Pergunta que cabe: os ateus e os agnósticos sofrem de uma deleção do gene divino? Na minha opinião, a fé e as religiões são fenômenos meramente culturais. Ponto.

Mas, além da genética outra ciência que vem sendo banalizada no mundo contemporâneo é a neurociência. Busca-se localizar em centros cerebrais questões complexas, indo da economia ou política até o direito e à magia. É o que eu denomino de neurocentrismo. Com o prefixo neuro alçado a padrão ouro da exegese e da autoajuda, as prateleiras das livrarias estão abarrotadas de obras que tentam dar respostas até fora da alçada da neurociência ou compartilhadas com a psicologia ou outros ramos consolidados do conhecimento. Não há muito mistério: desenvolva uma desconfiança comportamental ou psicossocial sob a forma de tese, busque alguns exemplos que a sancionem, ainda que só parcialmente, enfeite o texto com lantejoulas neurológicas (dopamina, oxitocina, endorfinas) e pronto está feita a sua neurobobagem. Assim quando nos apaixonamos, quando estamos alegres ou tristes, quando ouvimos música, comemos uma barra de chocolate, negociamos ações na bolsa ou duvidamos do pecado original precisamos recorrer a um neuroqualquer.

Vou analisar alguns desses desdobramentos: Neuroeconomia, Neuromarketing, Neuroteologia, Neuroeducação, Neurodireito, Neuroestética, Neurofilosofia, Neurolinguística, Neurogastronomia, Neurocrítica literária, Neuropolítica, Neuromagia, Neurocriminologia, Neuroastrologia... a lista é longa, parece coisa de alquimista!

Vou pinçar o termo Neurolinguística, que está catalogado no ramo de literatura de autoajuda. A neurolinguística encara o cérebro como um biocomputador (*hardware*) onde se introduz um programa (*software*) para se obter os comportamentos desejados. Na linha de montagem da programação neurolinguística (PNL), as pessoas são seres simples em que se pode embutir um "metaprograma" para vencer na vida. O pessoal da PNL argumenta que as pessoas organizam seus pensamentos por uma sintaxe mental, isto é, através de regras fixas. Ocorre que as pessoas têm uma sintaxe e uma semântica mental e a capacidade de lidar com significados torna nosso comportamento imprevisível. Principalmente quando se imagina que isso tudo se passa em um órgão complexo de mais de 100 bilhões de neurônios e trilhões de conexões neuronais (sinapses). Uma das pressuposições da PNL é a de que todos nós temos a mesma neurologia. Assim, se alguém pode fazer qualquer coisa, você também pode conduzir seu sistema nervoso da mesma forma. É só copiar como pessoas vitoriosas dirigem o seu sistema nervoso. Seria uma espécie de replicante obtido através de psicotecnologias! Para alcançar o sucesso, além da PNL (treinamento em seminários dirigidos por gurus da neurolinguística), é preciso ler biografias edificantes de executivos ou magnatas e procurar copiar os seus comportamentos (modelagem). É a "filosofia" do mundo dos negócios. Parece que a PNL foi um modismo de fôlego curto e já entrou em decadência. Advertência ao leitor: não confundir a neurolinguística científica, ramo da neurociência que procura estudar a linguagem como função cerebral com a PNL.

A praga do neurocentrismo chegou à economia e já tem cursos universitários com a disciplina de Neuroeconomia. Vejam o que escreve o "neuroeconomista" americano Paul Zak, com pós-doutorado em Harvard na área de neurociência, no seu livro *A Molécula da Moralidade:* "A oxitocina é responsável pelas relações de confiança na sociedade, na economia e, também, em comportamentos humanos como a empatia, o altruísmo e a moralidade." Depositar em uma molécula a responsabilidade pelas nossas decisões econômicas é de um reducionismo biológico canhestro e inaceitável. Uma espécie de *reductio ad absurdum.* Os lobos frontais são, em última análise, os responsáveis pelas decisões acertadas ou não na área econômica. Se sabe há muito tempo que os lobos frontais são em grande parte responsáveis pelos nossos atos executivos e comportamentais – mas, ao lado deles, está o resto do cérebro participando de nossas decisões.

Outro exemplo é o vocábulo Neuroteologia. Agora querem localizar também Deus no cérebro! Ao ouvir os argumentos dos neuroteologistas pode-se questionar: os ateus e agnósticos sofrem de agenesia do centro sagrado? Crer em Deus é uma questão de fé e nada tem a ver com certas áreas do cérebro. O pensamento humano é errático, ambíguo e cheio de imprecisões e funciona dentro de contextos que podem variar nas diferentes pessoas e nas diferentes culturas. O ser atingiu a hominização pela evolução biológica e chegou à humanização pela evolução cultural. Assim, o homem primitivo, andando pelas savanas deve ter olhado para um céu estrelado e indagado [em nome da espécie]: "Quem somos nós? De onde viemos? Para onde vamos? Qual o sentido da vida?" E assim nasceu o primeiro ser filosofante do mundo. O homem começou a sepultar os mortos e a pranteá-los – daí talvez tenha se originado a ideia do transcendental, mas afirmar que uma área sagrada existe em nosso cérebro já é misturar ciência com religião. O "filósofo e neurocientista" Arthur Mandel afirma no seu texto, *Toward a psychobiology of transcedence: God in the brain,* que o "reino dos céus" pode ser encontrado no lobo temporal direito. Mas ele não está sozinho, existem outros cientistas que agasalham conceitos semelhantes. Crer no sobrenatural é uma questão de fé e é um direito de qualquer um.

O Neurodireito já tem trânsito na justiça norte-americana, sendo comum a Neurodefesa usada pelos advogados de réus e está baseada principalmente nos estudos de neuroimagem (tomografia computadorizada do crânio, ressonância magnética do crânio). O cérebro lesado apresenta potencial agressivo? Dependendo da natureza e da localização da lesão é possível responsabilizar a patologia cerebral pelo ato criminoso. É o caso, por exemplo, de tumor na amígdala cerebral que libera o potencial agressivo do indivíduo. Entretanto, são casos extremamente raros e bem documentados tanto do ponto de vista clínico como de neuroimagem. No entanto o exame de imagem que evidencie alguma pequena alteração radiológica (que frequentemente não traduz patologia neurológica) é utilizado na neurodefesa. Também existe uma psicopatologia do crime e, de vez em quando, a mídia exibe cenas de terror de atos criminosos perpetrados por psicopatas ou psicóticos que invadem escolas ou igrejas e fuzilam dezenas de pessoas. Há no mundo contemporâneo uma tendência biologizante do comportamento e até do crime (determinismo biológico). Segundo certas correntes do pensamento o crime depende dos genes, do cérebro lesado, dos lobos frontais imaturos, do epiléptico agressivo, do inconsciente freudiano e vai por aí afora. O crime biológico existe, mas é raro: a violência incontrolável pode depender de um tumor na amígdala cerebral ou de algum tipo de psicose. Atualmente existe uma corrente que superdimensiona a biologia do mal e há até sugestões para se criar a disciplina de neurocriminologia (Veja neste texto o capítulo O culto à violência no mundo moderno).

O americano Chris Mooney postula que os políticos republicanos são geneticamente diferentes dos democratas, e também menos inteligentes e mais agressivos, porque têm uma amígdala cerebral mais ativa. Conclusão óbvia: se o republicano virar democrata ele teve a sua amígdala amansada por algum tipo tratamento! O ópio desses neuromaníacos é a ressonância magnética funcional – e a área que acende no cérebro diante de determinados estímulos é a pedra de roseta [que deve ser decodificada] para concluir o que o sujeito observado está pensando. Para eles a RMf praticamente consegue ler os pensamentos! Está se criando uma espécie de neurociência *pop*, que vem se tornando uma pestilência intelectual.

Hoje, existem blogueiros que se dedicam a apontar e satirizar erros e abusos dos neurotudo (proxenetas da divulgação científica), são os neurocéticos. "Um grupo de cientistas ingleses analisou cerca de 3 mil artigos sobre neurociência publicados na imprensa britânica nos últimos 10 anos e constatou ser bastante elevada a taxa de informações distorcidas ou edulcoradas pela mídia – por ignorância, negligência ou para servir algum interesse." (Sérgio Augusto – O ano da neurocascata. O Estado de S. Paulo, 30/12/2012).

Curiosamente, o principal vencedor do prêmio Ig Nobel de Ciência, em 2012, foi um trabalho de neurociência intitulado "Pesquisa sobre um salmão zumbi", em que quatro pesquisadores "demonstraram" que um salmão morto é capaz não apenas de reconhecer emoções humanas olhando para fotografias, como também mostraram a parte do cérebro do animal responsável por essas emoções. O trabalho é uma crítica contundente à proliferação de estudos na área de neurociência que atribuem emoções, comportamentos complexos e funções a partes específicas do cérebro. Eles usaram na pesquisa a RMf e uma técnica estatística que permite tirar virtualmente qualquer conclusão.

O cérebro humano é a substância mais complexa do universo, porque está formado por 100 bilhões de neurônios, trilhões de sinapses e provavelmente por aí transitam mais de uma centena de neurotransmissores, neuro-hormônios e neuropeptídeos. Quando uma área [ou mais] do cérebro acende durante uma estimulação verbal, por exemplo, não significa que aquele fenômeno físico, captado pela RMf, seja depositária de uma função elaborada, mas tão somente que aquela área também participa de um processamento muito mais complexo da mensagem recebida e que envolvem milhões de neurônios e vias. Parece que existe, segundo pesquisas recentes com neuroimagem, uma energia escura no cérebro não detectável ainda por tecnologias disponíveis.

Os pesquisadores empenhados em decodificar o cérebro dividem-se *grosso modo* em três grupos: os que estudam célula por célula de tecidos mortos, com ajuda de microscópios de alta resolução, os que tentam encontrar padrões no cérebro como um todo analisando imagens produzidas pela ressonância magnética e os que se servem de métodos eletrofisiológicos. Ainda não há equipamentos que permitam aos cientistas observar a sinapse de um único neurônio.

Atualmente, a neurociência aposta em dois projetos. Um é o *Blue Brain*, que busca replicar artificialmente partes do cérebro. O outro é o *Conectoma*, uma tentativa ousada de mapear todas as redes neurais da mesma forma que o projeto Genoma mapeou nossos genes. O cérebro, se um dia for digitalizado, ocupará um trilhão de *gigabytes* de memória, em comparação o sequenciamento do DNA cabe em três *gigabytes*. Investir no projeto conectoma é fundamental porque a genética sozinha não basta para definir as características do cérebro de uma pessoa. Cada cérebro é único e tem uma biografia própria e as experiências objetivas e subjetivas mudam o cérebro a cada instante. De sorte que os genes não gravam as memórias adquiridas ao longo de uma vida – assim um acidente de automóvel, a primeira transa ou o aprendizado de um segundo idioma não deixam sua assinatura na molécula do DNA.

Ao concluir, quero fazer uma advertência: exercitem o tempo todo o pensamento crítico. A dúvida metódica é o princípio da sabedoria. Esse é um princípio cartesiano.

Finalizo com uma pitada de humor do genial cineasta Woody Allen: "E o cérebro? É o meu segundo órgão preferido."

3

Inteligência: Esse Labirinto!

Já sabemos muita coisa sobre inteligência graças às contribuições da psicologia, da neurociência, da matemática, da ciência da computação, da ciência cognitiva, mas ainda sabemos muito pouco. Embora, o conceito de inteligência seja nebuloso e extremamente polêmico, pode-se afirmar que comportamento inteligente é aprender a lidar com o mundo, é desenvolver estratégias para encontrar soluções, é a capacidade para lidar com novidades. A inteligência não é um atributo específico do ser humano, embora este o tenha em mais alto grau. Hoje, fala-se de inteligência dos animais, de inteligência artificial e até, de modo abusivo, de semáforos inteligentes, edifícios inteligentes, carros inteligentes... Nesse andar, dentro de pouco tempo, o homem vai se transformar na única criatura estúpida do universo. Em virtude dos avanços da tecnociência, particularmente das ciências da computação, existem correntes científicas que afirmam que a máquina pode pensar e teria, portanto, um comportamento inteligente. Essa matéria, que está longe de ser pacífica, é uma provocação irresistível ao debate, que poderia ser colocado nos seguintes termos: *Homo sapiens versus Machina sapiens.*

Inteligência, saber, conhecimento e razão não são sinônimos, embora sejam termos intimamente relacionados. A sabedoria é o conhecimento temperado pelo juízo, diz André Malraux. O acúmulo de conhecimento não significa sabedoria, como um monte de tijolos não representa uma casa. A sabedoria é um aprimoramento da inteligência por meio da decantação de experiências, aliada a uma aplicação judiciosa dos conhecimentos em circunstâncias convenientes. Já a razão é necessária para a construção de um sistema inteligente, mas não é suficiente. A inteligência humana tem de caminhar sobre as duas pernas: razão e emoção.

Dentro de um conceito moderno fala-se de inteligências múltiplas (IM), o que significa um espectro de competências desenvolvido pelo complexo cérebro-mente. Este enfoque, e passado o "sarampo" dos testes de inteligência, deve remeter o mitologizado QI para o seu devido lugar, isto é, o seu valor relativo na "mensuração da inteligência." Sendo o ato do conhecimento ao mesmo tempo biológico, mental, cultural, social e histórico, ele não pode ficar ao arbítrio do totalitário QI. A abordagem de IM aqui exposta segue, em linhas gerais, aquela postulada pelo psicólogo cognitivo Howard Gardner.

Será que a estrutura lógico-matemática de nossa mente constitui o núcleo duro do nosso sistema de inteligência? Há uma tendência, principalmente no Ocidente, de superdimensionar os mecanismos lógico-matemáticos na estruturação da inteligência e na tentativa da mensuração de uma função complexa por meio de testes. Estamos habituados a ouvir que o nosso pensamento é lógico e procuramos expurgar de nosso raciocínio tudo aquilo, que contrarie, os padrões da lógica. Refiro-me aqui á lógica formal, que pode ser considerada a forma clássica de representação do conhecimento sobre o mundo. Efetivamente, a lógica é uma ferramenta indispensável para operacionalizar o raciocínio em situações concretas. Mas será que podemos reduzir o cérebro humano a um órgão "metabolizador" de informações, dependente de servomecanismos e que funciona com princípios lógicos e matemáticos? Definitivamente não. O complexo cérebro-mente é um sistema aberto, que tem a sua plasticidade (com grande variação comportamental) e que lida com a precisão/imprecisão, certo/ambíguo, completo/incompleto, ordem/desordem, razão/emoção tendo, portanto, de desenvolver planos para a sua organização. Se a lógica é necessária para o pensamento, ela não é suficiente. A complexidade do raciocínio exige uma multiplicidade de sistemas lógicos, pré-lógicos e, até, não lógicos. Hoje fala-se de uma lógica difusa ou nebulosa (*fuzzy logic*) que não exige o rigor da lógica formal e instrumentaliza o cérebro para raciocínio maleáveis com múltiplas possibilidades de solução. Galileu, Newton e Einstein são modelos exemplares de inteligência lógica-matemática.

A inteligência linguística traduz a competência que alguns desenvolvem para lidar com as palavras, o seu significado, as suas combinações e ritmos, as suas sonoridades e inflexões. Essa capacidade para harmonizar palavras e produzir encantamento nós vamos encontrar principalmente nos poetas. Pode ser agradável ouvir uma poesia até mesmo em uma língua estranha à nossa. Essa capacidade nós vamos encontrar em Shakespeare, Camões, Dante. Deve ser ressaltado também o aspecto retórico da linguagem, que é o uso do discurso para convencer a outrem dos propósitos do emitente. Esta capacidade para o debate e para usar os argumentos através da palavra oral pode ser encontrada nos líderes políticos, pregadores religiosos, advogados, professores, publicitários, animadores da televisão. O domínio da linguagem é importante na explicação dos fenômenos do mundo, portanto no ensino e na aprendizagem. Lidar com as linguagens (oral, escrita, gestual) é uma tarefa complexa porque a linguagem escrita fica, quase sempre, aquém da oral, enquanto a linguagem oral fica, quase sempre, aquém do pensamento ou de uma sensação. É quase impossível descrever fielmente um orgasmo.

O indivíduo vocacionado para a música pensa com sons, ritmos, harmonias, melodias e acaba adquirindo um domínio da linguagem musical. Há cinco modos de comunicação: lexical, gestual, icônico, lógico-matemático e musical. A música é o pensamento sonoro e, certamente, é a linguagem das linguagens, porque é sentida/entendida por todos os povos. O desenvolvimento da inteligência musical (assim como das outras) depende de dois fatores: o inato (genético) e o ambiental (aprendizagem). O talento musical está muito presente em certas famílias (Bach, Haydn) e aqui, mais do que o aspecto genético, é provável que o ambiente, rico em estimulação, seja o fator responsável pelo fenômeno. Já em Mozart, que aos sete anos escreveu sua primeira sinfonia, o fator genético foi preponderante.

Uma inteligência espacial pode se desenvolver em pessoas com grande facilidade para lidar com estímulos visuais e espaciais, processados principalmente no lado direito do cérebro. Essas pessoas podem desenvolver capacidade para desenhar, jogar xadrez, para memorizar caminhos ou trilhas, formando com facilidade [na mente] um mapa cognitivo de uma região ou cidade. Em algumas ocupações, essa inteligência é essencial, como no caso de um escultor, pintor ou matemático especializado em topologia. O exemplo clássico, para ilustrar esse tipo de inteligência, é a competência para jogar xadrez. A capacidade de antecipar jogadas e suas consequências parece depender de uma extraordinária imaginação visual. Alguns investigadores calculam que um grande mestre de xadrez deve ter um repertório de 50 mil posições no tabuleiro, arquivo que lhe permite perceber e traçar novos lances. Um grande enxadrista não é um pensador profundo, mas um *perceiver*, um hábil percebedor. Para Miguel de Unamuno, o xadrez propicia uma espécie de inteligência que serve só para jogar xadrez. Particularmente intrigantes são os tipos de inteligência espacial desenvolvidos em certas culturas, diferentes da nossa. É o caso de capacidades espaciais encontradas em uma população das ilhas Carolinas nos Mares do Sul, chamada *puluwat*. A capacidade altamente desenvolvida é a navegação, uma habilidade encontrada em uma minoria que tem permissão para dirigir canoas. O navegador tem de memorizar pontos ou direções em que determinadas estrelas nascem ou se põem no horizonte, assim como a localização do sol. O mapa cognitivo estelar deve estar aliado a uma variedade de outros fatores: a sensação que o canoeiro experimenta ao passar pelas ondas; a lateralidade das ondas e suas mudanças de trajetória com o vento; a capacidade de detectar bancos de areia a muitas braças abaixo, por súbitas mudanças na cor da água; a aparência das ondas na superfície, enfim, o navegador tem de desenvolver um vasto quadro de referências.

Já a inteligência corporal (também conhecida como físico-sinestésica) é uma espécie de sexto sentido que permite ao indivíduo experimentar a sensação interna das posturas e dos movimentos das diferentes partes do seu corpo e, até, de interagir com a atividade gestual de seu(s) circunstante(s). Essa inteligência tem como característica a capacidade de usar o corpo de maneiras altamente diferenciadas e hábeis para propósitos expressivos ou voltadas para determinados objetivos. O desenvolvimento desse tipo de competência é importante nas artes (mímicos, atores, dançarinos, instrumentistas), nos esportes (futebol, ginástica olímpica, basquete, natação etc.), em certas ocupações artesanais ou técnicas. A coreografia da *Sagração da Primavera,* de Stravinsky, exige do corpo de baile muito ensaio e muito talento corporal. A linguagem gestual atinge o seu zênite no desempenho de um Charles Chaplin ou Marcel Marceau. O nosso genial Pelé fazia tabelas até com as pernas do adversário. Enfim, muitos artistas e atletas desenvolvem atividades performáticas.

Outro tipo de inteligência, postulado por Gardner, é a interpessoal. É a competência de entender as intenções dos outros. Pode ser muito desenvolvida em professores, vendedores ou em outros profissionais que executam trabalho em grupo.

Já a inteligência intrapessoal traduz uma capacidade introspectiva de olhar para dentro de si mesmo para entender as intenções e emoções. Esse tipo de habilidade é muito desenvolvido em psicólogos e filósofos. Por fim, na inteligência naturalista o indivíduo desenvolve capacidades para lidar com o meio ambiente silvestre. Os botânicos e membros de tribos indígenas podem ter essa capacidade de lidar com a natureza – como perceber e organizar fenômenos da natureza, a distinção de plantas quase idênticas. Os modelos exemplares desse tipo de inteligência são o naturalista sueco Carlos Lineu e o paisagista brasileiro Roberto Burle Marx.

A teoria de Gardner rejeita o conceito de inteligência única e encara o cérebro como um conjunto de módulos que traduzem competências ou habilidades distintas. Ela é muito sedutora mas não é bem vista nos meios acadêmicos porque apresenta muitas áreas cinzentas. Por exemplo, ela não é capaz de mensurar essas "inteligências" por testes psicométricos. Parece que são mais habilidades que faculdades mentais. É mais provável que a inteligência seja geral, com habilidades adquiridas em áreas específicas. Alguns cientistas são adeptos do fator g (inteligência geral). Muitos indivíduos pesquisados demonstraram um bom desempenho em múltiplas habilidades. De sorte que os testes psicométricos (QI), embora com limitações, avaliam essa inteligência geral. O modelo exemplar de inteligência geral é o gênio da Renascença Leonardo da Vinci, que demonstrou alto desempenho em muitas áreas: engenharia, arquitetura, pintura, escultura, desenho, anatomia.

Nos EUA, as empresas já valorizam o chamado QE (quociente emocional) como critério para promoção nos seus quadros gerenciais. A designação de inteligência emocional remonta a Charles Darwin, que em sua obra referiu a importância da expressão emocional para a sobrevivência e adaptação. Escudado em um rigor crítico, posso dizer que a expressão QE merece certas restrições, primeiro porque as emoções nem sempre são quantificáveis e, por último, a inteligência não pode ser reproduzida na expressão matemática QI + QE. Entretanto, parece inquestionável o papel das emoções no construto do sistema de inteligência. É preciso que haja um diálogo permanente e civilizado entre o cérebro racional e o cérebro emocional. Às vezes, o homem é um gigante na esfera intelectual e um pigmeu na esfera emocional, o que pode frustrá-lo nas suas expectativas de projeto de vida. Não basta esbanjar competência administrativa e ser um assediador sexual, balizado pelo lema biológico: quando o pênis se levanta, a razão se ajoelha. É preciso que o indivíduo saiba administrar as suas emoções e, se possível, canalizá-las para traçar as suas estratégias de vida. Mas se faz necessário também que o indivíduo desenvolva estratégias para o conhecimento dos outros. É a empatia com os circunstantes e isso pressupõe uma capacidade de percepção e de compreensão do contexto das situações de vida. Desse modo, a inteligência emocional baliza os demais tipos de competência.

Curioso é o caso do savantismo, que são deficientes mentais com um desempenho notável em um determinado nível de competência. É bem o caso do talento matemático isolado demonstrado por certos deficientes desde a infância. Esses indivíduos têm uma capacidade de calcular muito rápida e precisa e podem [em um nível quase computante] somar grandes cifras, recitar de cor longas sequências de números, nomear o dia da semana para qualquer data escolhida aleatoriamente nos últimos anos e realizar outras proezas de cálculo. Um bom exemplo é o autista do filme *Rain Man,* magnificamente interpretado pelo ator Dustin Hoffman (inspirado em um personagem real: Kim Peek). O desempenho de um *savant* pode ser notável em outras áreas: música, pintura, desenho etc.

Já o prodígio ou superdotado é o indivíduo com uma capacidade de aprender incomum, apresentando uma velocidade do pensamento que parece torná-lo qualitativamente diferente dos ditos normais. Certamente estes superdotados têm um potencial inato que pode ser desenvolvido por fatores ambientais: pressão familiar, professores eficientes, motivação elevada e meio cultural propício. Alguns países (EUA, Japão, Israel) proporcionam meios para que os superdotados possam desenvolver as suas potencialidades, formando redes constituídas por educadores, psicólogos, médicos e assistentes sociais para orientar as famílias. Entretanto, no Brasil pouco ou nada se faz nesse sentido.

Uma máquina pode pensar? Ela pode ter um comportamento inteligente, no sentido humano, como eu e você? Os especialistas em inteligência artificial (IA) acreditam que sim, desde que se forneça à máquina, um conjunto de regras. Com esse objetivo eles propõem o teste de Turing. Em 1950, um matemático inglês chamado Alain Turing, propôs um teste para responder a essa questão. No teste, dois seres humanos A e B e um computador C são colocados em recintos separados e interligados por dispositivos do tipo terminal de computador. O humano A conversa com B e C com o objetivo de descobrir qual deles é o computador. Caso A não consiga determinar, com um mínimo de 50% de precisão, qual dos dois é o outro humano, diz-se que o computador passou pelo teste de Turing e, portanto, que a máquina simula a inteligência humana. De sorte que uma máquina é considerada inteligente desde que ela imite de forma bastante convincente um ser humano em uma conversação; ela é considerada, nos círculos especializados de inteligência artificial forte, como uma entidade pensante. Segundo a corrente da IA forte, a máquina apresenta estados cognitivos funcionalmente idênticos àqueles do cérebro (mais pela evidência do que de fato).

Entretanto, alguns filósofos da mente não concordam com esta visão dos fatos. O filósofo John Searle se serve da montagem do "quarto chinês" para ilustrar sua argumentação. Você se encontra em um recinto fechado, com uma só porta dispondo de uma fenda para a passagem das mensagens. Você dispõe de um grande número de cartões e de um livro. Sobre cada cartão são impressos caracteres chineses e o livro contém as regras, isto é, o modo de emprego dos cartões. Do exterior chega a você uma série de cartões e através da consulta do livro das regras e de acordo com as instruções você vai respondendo com os cartões adequados. Naturalmente você não entende nada de chinês. Vamos supor que os cartões recebidos coloquem uma série de questões a propósito de um filme de sucesso. Os cartões, que seguem as instruções, lhe permitem passar tantas respostas, coerentes e sensatas, a respeito da trama do filme, do desempenho dos atores etc. Vista de fora, a caixa preta (constituída pelo recinto fechado e seu conteúdo), demonstra um perfeito conhecimento do chinês. Vista de dentro, a situação é completamente outra; você libera os cartões sem compreender seu significado. E, então, apenas segue regras rígidas. Você domina uma sintaxe, não uma semântica. Com Turing, permanecemos fora – o quarto manifesta todos os sinais de uma atividade pensante. É o ponto de vista da terceira pessoa. Com Searle, se penetra no interior do recinto e não se percebe nada que se pareça a um estado mental. É o ponto de vista da primeira pessoa.

Em suma, a máquina tem uma sintaxe, porém a mente tem mais do que uma sintaxe, ela tem também uma semântica. Isto significa que o complexo cérebro-mente é capaz de atribuir significados aos dados que recebe do meio e isso faz toda a diferença. Por sintaxe entenda-se o aspecto formal (são as regras) de um sistema, enquanto a semântica constitui o aspecto conceitual (são os conteúdos).

Concluindo, podemos afirmar que alguns programas de computador podem simular resultados de inteligência aparente em um domínio ainda limitado, mas um verdadeiro abismo os separam do pensamento humano. Nenhum assunto tem se mostrado tão fascinante na história do desenvolvimento do computador quanto a criação de uma máquina capaz de pensar. Entretanto, dizer que as máquinas pensam é uma analogia poética. É o mesmo que afirmar *grosso modo* que o relógio diz as horas ou que o radar vê o avião.

4

Esboço sobre o Riso

Rir ou chorar, eis a questão. Rir e chorar, pode ser a resposta. Os seres humanos têm um estatuto singular de comportamento e podem reagir de modo distinto diante de uma mesma situação. Assim durante a raiva, por exemplo: Pedro amua, Cristina chora, Roberto ameaça, Paulo queixa-se, Luciana fica deprimida, João destrói, Mariana ri e Rubens procura uma saída. Administrar emoções não é tarefa fácil e isso ocorre, até mesmo, com os sentimentos considerados agradáveis (alegria, prazer) e o riso frequentemente expressa esses estados.

O gênio sai da garrafa muito agradecido e explica ao seu libertador que ele pode fazer dois pedidos, porém adverte-o que a sua sogra receberá em dobro tudo o que for pedido. Imediatamente ele pede um milhão de dólares e, em seguida, pede que o gênio lhe bata até ele ficar meio morto. Se você riu, isto significa senso de humor (talvez não para as sogras). E uma das principais expressões do bom humor é o riso. Escrever sobre o riso é uma alegria, embora o riso nem sempre signifique alegria e, às vezes, pode até mesmo traduzir uma situação trágica ou trágico-cômica. Mas, a vida é um palco e o *show* deve continuar.

O homem é o único animal que ri e quando é motivo de riso é que ele mostra o animal que é: ridículo. Diante de certas situações, o homem pode rir ou chorar. Mas é melhor escrever sobre o riso do que sobre lágrimas, porque o riso é próprio do homem. Sorrir, de modo geral, é estar de bem com a vida, e gargalhar é estar em estado de graça com o mundo. Embora a vida não seja feita só de riso, o riso deve fazer parte da vida. Muitas pessoas não levam o riso a sério e a risada é encarada como uma brincadeira infantil: ser adulto é ser responsável e sério. Nada mais equivocado. É preciso investir no humor, pois a risada tem até efeitos medicinais. "Morrer de rir faz bem à saúde." É a faceta lúdica do ser humano, que deve ser estimulada. Até os deuses do Olimpo tinham senso de humor: eram brincalhões. Diz, acertadamente, um provérbio que uma alegria espanta mil preocupações. Agora, existem os vocacionados para a tristeza – com eles nada de sorrir. Alguns têm mesmo pudor de sorrir e guardam sempre uma máscara pesada de seriedade ou casmurrice.

Já os políticos, principalmente nos períodos eleitorais, exibem um sorriso programado e mecânico a maior parte do tempo. Enquanto isso, os ditadores, que não passam pela prova eleitoral, não gostam de sorrir, pois confundem carranca com austeridade e autoridade. Esse era o comportamento de Stalin, Franco, Hitler, Salazar, da Junta Militar no Brasil e de outros que-tantos. Mas existem os ditadores sorridentes. Quem não se lembra, no Estado Novo, do sorriso do Getúlio? Já JK, autêntico democrata, exibia um sorriso aberto, espontâneo e contagiante.

Importantes filósofos escreveram sobre o riso (Aristóteles, Hobbes, Kant, Nietzsche, Bérgson etc.) e ele ainda permanece enigmático. Mas, a maioria das teorias sobre o riso caracteriza-se pela insipidez. Para Schopenhauer a incongruência, o contraste e o absurdo fazem rir. Mas para Bérgson só o absurdo, que constitui uma inversão especial do bom senso, é realmente cômico. Até hoje a essência do riso permanece uma incógnita!

Do que rimos? Podemos rir de tudo: fracasso, sucesso, morte, vida, paixão, desilusão, guerra, paz, desgraça, alegria, mas o motivo do riso depende do contexto em que essas situações aparecem. Uma piada de judeu geralmente não agrada na boca de um antissemita assumido.

Ridículo é aquilo de que se ri (é a coisa risível). Os humoristas usam e abusam do ridículo, que é uma arma muito temida pelas suas vítimas. O humor, além de se utilizar do ridículo, é do contra. E nós nos identificamos com este humor oposicionista, porque é um instrumento de protesto contra o sistema. Quando Chaplin estava rodando "O Grande Ditador", Hitler fez pressão para impedi-lo de concluir o filme. É o receio do ridículo.

Qual é o significado do riso? Podemos encontrar desde o riso liberador de Rabelais até o sorriso enigmático da Gioconda! De sorte que o riso pode ser convencional, sonhador, irônico, dissimulado, mesquinho, nostálgico, benevolente, demoníaco, sereno, arrebatador... O riso pode explicitar ou ocultar um pensamento. Ele (o riso), às vezes, substitui as palavras e é ecumênico, porque é entendido por gentes que falam línguas diferentes.

Que sensação mais agradável, quando diante de um guichê de uma repartição pública, o funcionário nos recebe com um sorriso. É o riso da polidez. Quantas vezes rimos de modo forçado ("riso amarelo") para entrarmos em sintonia com o nosso interlocutor. Por outro lado existe o riso irônico. Para Comte-Sponville a ironia não é uma virtude, é uma arma – voltada quase sempre contra outrem. É o riso sarcástico, zombeteiro – que fere, mas em certas situações é necessário. Riso de Demócrito, lágrimas de Heráclito. Segundo Montaigne, Demócrito ria de modo zombeteiro da condição humana. Já Heráclito, compungido por essa condição, era triste e lacrimoso.

Às vezes, nós oscilamos entre esses dois polos: risos ou lágrimas. E essas situações contrastantes estão muito presentes em nossas relações afetivas e podem adquirir um tom de dramaticidade, como está expresso neste belo verso de Nelson Cavaquinho: "Tire o seu sorriso do caminho que eu quero passar com a minha dor." Paradoxalmente, podemos chorar de tanto rir. Em certas situações, o indivíduo ri-e--chora ao mesmo tempo. Para alguns esse complexo riso-choro seria apenas um fenômeno mecânico, pois a risada convulsa contrai os músculos dos olhos e pode dar origem a lagrimas. Mas dependendo do contexto, o riso e as lágrimas têm uma determinante emocional e expressa um estado afetivo peculiar. É possível que a análise dos componentes da "lágrima mecânica" e da "lágrima emocional" não encontre os mesmos elementos químicos. Uma grande alegria, como o encontro não esperado entre pai e filho depois de longa separação pode gerar lágrimas [de contentamento]. Às vezes, crianças pequenas transformam subitamente choro em riso. De sorte que as fronteiras entre esses estados podem ser muito tênues.

E a gênese do riso? Quando o ser humano começou a rir? É difícil precisar, mas pode-se especular. Provavelmente ele aflorou aos lábios da mãe quando, em tempos imemoriais, ela embalou o primeiro filho no seu regaço ou quando os primeiros homens sentaram para um bom repasto.

Por falar em gênese, o riso deve equacionado em sua biogênese, psicogênese, sociogênese e patogênese. Vou começar pela biologia do riso. A ciência tenta definir o riso, mas fica em um conceito reducionista, mecânico e asséptico, sem se aprofundar nos aspectos semânticos e transcendentais do gesto. Veja esta definição recolhida de Ornstein: "É um reflexo psicofisiológico, uma expiração sucessiva, rítmica e espasmódica com a glote aberta e as pregas vocais vibrando, geralmente acompanhado de caretas que deixam os dentes à mostra." Para o filósofo Spencer, a origem fisiológica do riso é um excesso de energia nervosa, que não é empregada na ação mental e se descarrega em contrações musculares quase convulsivas. Estes conceitos são meramente descritivos de um comportamento motor. Como definir o sorriso luminoso de uma criança que corre pela praia e molha seus pés nas águas da areia? É a *joie de vivre*, que se recusa a ficar encarcerada em conceitos e definições. Embora, em certas situações, o riso seja um ato puramente fisiológico, na maioria das vezes é um comportamento complexo e elaborado, contextualizado e com múltiplas determinantes. Na biologia do riso podemos considerar desde estímulos físicos (cócegas), que podem provocar gargalhadas incoercíveis, até estímulos mais elaborados (gás do riso, drogas) que ao estimularem as áreas do prazer do cérebro podem provocar o riso. Por outro lado, uma gargalhada revigorante é capaz de induzir o cérebro a liberar endorfinas (substâncias morfina-símile) que promovem um bem-estar. A propósito, a gargalhada é uma espécie de escândalo da alegria, que no início provoca uma excitação e, a seguir, um relaxamento.

Mas, afinal, que regiões do cérebro abrigam o senso do humor? O mapeamento do cérebro, através de imagens, permite aos neurocientistas a localização de áreas importantes no desencadeamento do riso, quando essas áreas são submetidas a estímulos cômicos. Parece que o riso depende de porções antigas do cérebro, responsáveis também por emoções primitivas como o medo e o prazer. Essa talvez seja a explicação porque o riso, às vezes, escapa ao controle consciente. Também o mapeamento dessas áreas pode ser feito através de estimulações elétricas do cérebro, exposto durante intervenções cirúrgicas. No tratamento cirúrgico da epilepsia o objetivo é ressecar uma região circunscrita do cérebro, responsável pelas crises epilépticas. A conduta da equipe neurocirúrgica é mapear com precisão a área a ser ressecada e também determinar as áreas da vizinhança que devem ser preservadas pela sua participação em funções essenciais, como a linguagem, por exemplo. Este mapeamento exige um trabalho extremamente paciente da equipe cirúrgica, que mediante estimulação elétrica de diversas regiões cerebrais observa os efeitos comportamentais resultantes. Através desse procedimento padrão, realizado em uma jovem epiléptica, por uma equipe da Universidade da Califórnia (Los Angeles), foi possível detectar a área da linguagem, assim como a capacidade motora de sua mão direita. Então, algo inesperado ocorreu quando os cirurgiões começaram a estimular a área motora suplementar (AMS) do lobo frontal esquerdo: a paciente começou a rir, e era um riso genuíno e contagiante. Quando questionada sobre o que era tão engraçado, explicou rindo: "Vocês são muito engraçados andando em volta da gente." Esse achado teve grande repercussão e a imprensa logo se apressou a anunciar a descoberta do centro do humor. Grossa besteira: o riso, além do componente físico, tem também um componente emocional e cognitivo, de sorte que não pode ficar aprisionado em áreas estritamente circunscritas do cérebro. Entretanto, é inegável que certas áreas do córtex cerebral, do sistema límbico e do tronco cerebral são relevantes no mecanismo do riso.

E a psicologia do riso? Às vezes, o riso é enigmático e deve ser decifrado. A interpretação do riso depende da semiótica da expressão facial e do contexto em que ele ocorre. O riso nem sempre traduz prazer ou alegria e pode ter outros significados (ironia, dissimulação, tristeza...). Certas pessoas, diante de situações emocionais diferentes, apresentam uma expressão facial estereotipada: riem sempre. Essas risadinhas contumazes riem na alegria, no infortúnio, na tensão psicológica e até quando recebem a multa do imposto de renda. É certo que existem sutilezas que permitem distinguir o riso nervoso do riso natural. Em todo caso, rir é ainda o melhor remédio, pois a boa risada nos ajuda a esquecer as misérias do mundo. Disse Nietzsche, que o homem é tão atormentado neste mundo que foi forçado a inventar o riso.

A ação benéfica do riso é conhecida de longa data e os bobos da corte atendiam às necessidades emocionais dos monarcas. A rainha Elizabeth I era distraída regularmente por seu bobo, que a aliviava de sua melancolia com mais competência que seus médicos. No mundo contemporâneo existe uma gigantesca indústria do lazer para fazer rir e promover o bem-estar das pessoas. Parece que a boa risada é um tranquilizante sem efeitos colaterais.

E a sociologia do riso? A criança com poucos meses de vida sorri para os circunstantes. O riso é social porque exige uma certa cumplicidade. Nós rimos de alguém e/ou com alguém. No rir com os outros há um certo contágio e cumplicidade, enquanto rir dos outros pode ser catártico. E isto fica evidente na afirmação de Jacques Le Goff: "Diga-me se você ri, como ri, por que ri, de quem e do quê, ao lado de quem e contra quem, e eu te direi quem você é." O riso é também um instrumento de crítica social e isto é emblemático na locução latina: *castigat ridendo mores*.

Nas sociedades modernas, a publicidade maquiou o riso – de sorte que temos hoje, o sorriso espontâneo e o fabricado. Pode-se afirmar que a fotografia banalizou o sorriso. No mundo de hoje sorri-se por polidez, por conveniência, por motivos profissionais... E vamos distribuindo sorrisos para o patrão, o empregado, os clientes e *tutti quanti*. Este sorriso protocolar é uma máscara que não traduz um significado real de satisfação ou alegria. A sabedoria chinesa já diz: "Quem não sabe sorrir, não deve abrir uma loja."

A influência da cultura no humor das pessoas é inegável. Certos povos são alegres, gentis e de riso fácil. É bem o caso de muitos povos latinos: italianos, brasileiros, cubanos... Outros são fechados [e até casmurros] e pouco afeitos ao riso: escandinavos, teutônicos... Outros são formais, como é o caso dos japoneses com excesso de gestos polidos e risos contidos. Diz-se, jocosamente, que se em um longa-metragem japonês o diretor cortar a cenas de mesuras e saudações, o filme vira um curta-metragem. Embora, com certa frequência, estes fatos sejam observados, é preciso cautela para não cair no estereótipo.

E a patologia do riso? Sim existe, até mesmo, o riso patológico. Aqui a galeria dos risadinhas é imensa, podendo-se tipificar o riso neurótico, passando pelo riso epiléptico até chegar ao riso imotivado de certos psicóticos e deficientes mentais. Algumas lesões cerebrais, ao provocarem uma incontinência emocional, podem dar origem a comportamentos automáticos que se exteriorizam por crises de choro e/ ou riso espasmódicos. Isso significa que, ao se emocionar, o indivíduo pode tanto rir como chorar independente da situação determinante. Esse fenômeno pode dar origem a mal-estar social: imagine um indivíduo que em um velório, ao tentar confortar a viúva do recém-falecido, tenha um acesso de riso espasmódico. Nesse caso, o semblante compungido é substituído por um riso convulso e incontrolável. No tétano, doença infecciosa, pode aparecer o trismo (travamento do queixo) ou espasmos de outros músculos faciais que determinam, na expressão facial, um aspecto de riso contorcido. É o chamado riso sardônico do tetânico, assim denominado pelo fato de que antigamente esse aspecto podia ocorrer pela ingestão de uma planta da Sardenha.

Embora rir seja saudável, existem as risadas de risco. Vamos a exemplos. Primeiro a ficção. Monteiro Lobato no conto "O engraçado arrependido" fala de um pândego irresistível, um tal de Souza Pontes. Era só o Souza aparecer e contar seus casos, a sua audiência babava de puro gozo. Um dia cansado do papel de bobo da corte, ele decide mudar de vida, assume um ar sério e começa a procurar trabalho. Mas ninguém consegue levá-lo a sério e quando ele fala em trabalho só consegue arrancar gargalhadas de seus conterrâneos. Desesperado e em conluio com um parente influente da capital, ele decide provocar a morte do coletor da cidade para assumir seu posto. É que o coletor, o major Bentes, tinha um aneurisma prontinho para estourar e o homem desencarnava. Mas como fazê-lo? O major era um homem de hábitos reservados e raramente ria. Depois de ganhar a confiança do major, ele descobriu que o homem era vidrado por caso de ingleses e frades. Dia após dia, ele maquinou uma história que incluísse os ingredientes mencionados, até que conseguiu construir uma anedota envolvendo um inglês, sua mulher e dois frades barbadinhos. Na primeira oportunidade ele atacou com sua obra-prima e, após uma estrondosa gargalhada, a rotura do aneurisma consumou-se. Daí por diante a vida do Pontes tornou-se um inferno: um misto de remorso e receio de ser responsabilizado pela morte do major. Quando ele estava se recuperando do episódio, recebe uma carta do Rio: "Como não me avisaste a tempo, conforme o combinado, só pelas folhas vim a saber da morte do Bentes. Fui ao ministro, mas já era tarde, já estava lavrada a nomeação do sucessor." Um mês depois encontraram-no pendurado em uma trave do quarto. Enforcara-se em uma perna de ceroula. Os seus conterrâneos riram mais uma vez do Pontes. Enforcar-se na ceroula! Esta só mesmo do Pontes!..

Vamos da ficção para a realidade. Toca o celular. É uma senhora desesperada, dando-me ciência de que o marido desmaiara durante uma gargalhada de perder o fôlego. Na queda bateu na quina da mesa e sofreu um corte profundo na cabeça. O paciente foi examinado e investigado e nada de anormal foi encontrado. O diagnóstico final foi de síncope do riso, situação em que o aumento da pressão no interior do tórax prejudica momentaneamente a circulação sanguínea cerebral. A única recomendação ao paciente foi de evitar a gargalhada e praticar somente o riso contido. Esta é uma receita nem sempre fácil de seguir. Donde se conclui que a vida é mesmo uma aventura perigosa, pois até rir representa risco.

Apesar de tudo rir é quase sempre saudável e aqui fica meu conselho: ria se puder e tire bom proveito da vida. Para Chamfort, o mais perdido de todos os dias é aquele em que não se riu.

5

A Universidade Brasileira:
Um Olhar Crítico

O conhecimento é o bem mais precioso do mundo contemporâneo e os países com capacidade para produzi-lo (Estados Unidos, União Europeia, Japão...) assumem a dianteira como potências econômicas. Vivemos a era do conhecimento. Certamente o futuro pertence aos que controlam o capital e o trabalho, mas principalmente o conhecimento, de sorte que o desafio para o homem é saber lidar com o conhecimento.

Há, pelo menos, três caminhos possíveis para o conhecimento: o do senso comum; o da lógica e filosofia; e o do método científico. O primeiro, também chamado de conhecimento vulgar, se faz por meio de uma observação assistemática do fenômeno combinada [ou não] a uma estratégia intuitiva. É o caboclo, lá no interior do Brasil, que espia o céu de manhã e afirma: "Está soprando um vento do mar, no fim da tarde vai chover." E costuma acertar na sua previsão. Nesse caso, se aceita a conclusão que parece 'a mais certa'. O segundo caminho exige uma estratégia reflexiva e sujeita à lógica; frequentemente, o raciocínio é especulativo. Nesse caso, se aceita a conclusão que parece 'a mais razoável'. O terceiro segue uma metodologia científica por meio da observação sistemática do fenômeno e de dados experimentais, da pesquisa ordenada e dos dados estatísticos. Nesse caso, se aceita a conclusão que parece 'a mais provável'. Existe ainda, embora seja polêmico, um quarto caminho que admite o conhecimento transcendental. Nesse, o ser deve ter a sensação da verdade para conhecê-la, algo além da experiência sensível; é o fenômeno que transcende o imanente.

O primeiro tipo de conhecimento é pragmático; o segundo, é um saber reflexivo; o terceiro, é um saber metódico; o quarto é um saber transcendente. Hoje é preciso considerar a interface dos conhecimentos por meio da interdisciplinaridade, o que significa que uma forma de conhecimento não deve ficar encapsulada, mas interagir com as outras. Porém, é inegável a hegemonia do conhecimento científico no mundo contemporâneo.

Houve uma explosão dos conhecimentos nas últimas décadas, de sorte que um estudo feito pela empresa americana *World Future Society* por volta do ano 2000 concluiu com uma afirmação e uma previsão. A afirmação: a cada dois anos duplica-se a massa de conhecimento no mundo. A previsão: dentro de 15 anos ela dobrará a cada 80 dias. O século XXI é, portanto, o tempo do conhecimento acelerado. Os dados nos fascinam e nos amedrontam ao mesmo tempo. Os aspectos benéficos desses rápidos avanços tecnocientíficos são óbvios, entretanto o estado permanente de superinformação pode provocar uma cacofonia na cabeça dos receptores, pois não há tempo material para refletir sobre as informações recebidas o que pode gerar um pensamento acrítico. O conhecimento na Antiguidade era transmitido pela tradição oral e depois pela escrita cuneiforme; na Idade Média, pelos monges copistas; e no Renascimento pela imprensa gutenberguiana. No mundo contemporâneo é transmitido pela multimídia. As mensagens (informações) costumam se transformar em conhecimento quando bem classificadas. É preciso considerar, ainda, que a pulverização do conhecimento científico contribui para a falta de integração de seus diversos ramos. Cada homem de ciência atua no seu próprio nicho e acaba perdendo a perspectiva de um saber integrado, o que determina uma perda do quadro de referências. Essa fragmentação do saber pode levar a uma babelização do conhecimento.

Do exposto, conclui-se que lidar com o conhecimento científico exige das fontes e dos usuários um rigor proporcionado pela disciplina e sistematização das informações. O conhecimento, principalmente criativo, exige uma massa crítica, que pode ser proporcionada pelos institutos de pesquisa, algumas empresas e pelas universidades.

O QUE É A UNIVERSIDADE?

Para entender este conceito é preciso analisar a história da universidade ocidental, que pode ser compactada em três grandes momentos:

- A universidade medieval, caracterizada como *Universitas magistrorum et scholarium* (universalidade dos que ensinam e dos que aprendem). A essência da universidade medieval era o binômio professor-aluno. Ela era representada pelo *Studium* e reinava independente do *Imperium* (poder temporal dos Senhores Feudais e dos Reis) e do *Sacerdotium* (Poder espiritual do Papa e dos bispos). As primeiras universidades surgiram nos fins do século XII e no início do século XIII (Bolonha, Paris, Oxford...). Elas podiam ser espontâneas ou criadas. O ingresso dos alunos acontecia entre os 12 e 15 anos de idade com as disciplinas do *trivium* e do *quadrivium*. As disciplinas do *trivium*, ou ciência da palavra, dividiam-se em gramática latina, retórica e dialética. Enquanto o *quadrivium*, ou ciência das coisas, dividia-se em aritmética, geometria, astronomia e música. A Igreja Católica, tentando controlar a universidade medieval, instituiu a *"Licentia Docendi"* (autorização para ensinar). Instituiu também as prebendas, salários para os professores, de sorte a torná-los funcionários eclesiásticos ou principescos.

- A universidade moderna, caracterizada como *"Universitas scientiarum"* (universalidade das ciências), cuja representante maior foi a universidade alemã nos fins do século XVIII e início do século XIX. Ao lado da tradição humanística medieval, esta universidade incorpora a pesquisa básica e aplicada. Esta última com a contribuição importante das Escolas Politécnicas, que aparecem na França no final do século XVIII.

- A universidade hodierna, caracterizada como *"Universitas culturarum et technicarum"* (universalidade das culturas e das técnicas). Esse tipo de universidade tenta preservar o patrimônio humanístico das épocas anteriores e parte para uma democratização das ciências e das técnicas, a serviço dos seres humanos (*apud* Ricardo Vélez Rodriguez).

O grande desafio da universidade contemporânea é lidar com conhecimento nas suas quatro instâncias (Veja adiante: Papel da universidade).

UNIVERSIDADE BRASILEIRA

As universidades foram criadas tardiamente no Brasil. Com a vinda de Dom João VI ao Brasil, em 1808, surgiram as primeiras instituições de ensino com o objetivo específico de formar técnicos necessários ao Estado. Ainda não eram universidades, mas o seu embrião. A partir daí surgiram estabelecimentos isolados de ensino superior. Mas somente no século XX surgem as primeiras universidades: a primeira foi criada no papel em 1931, no Rio de Janeiro, entretanto esse decreto não se materializou; somente em 1934, começava a funcionar a USP em São Paulo.

A análise da universidade brasileira comporta alguns desdobramentos. Desde a concepção simplista, que reduz a universidade a um mero aglomerado de escolas do ensino superior com a função de formar profissionais no fim do ano letivo, até uma concepção mais elaborada que encara a universidade do ponto de vista pluralista, isto é, com objetivos diversos como a formação de recursos humanos, as pesquisas fundamental e aplicada e a prestação de serviços à comunidade. Dentro desse princípio basilar, a universidade representa para sociedade moderna um somatório de atividades de ensino, pesquisa e prestação de serviço. A interação com a comunidade é fundamental e deve ser ampliada no sentido de proporcionar os múltiplos serviços na área da saúde, do planejamento de soluções técnicas, enfim de propostas sociais. A universidade, baluarte da cultura e da pesquisa, é responsável pela formação da juventude brasileira e deve estar plenamente identificada com os problemas sociais do país. Por outro lado, o profissional egresso da universidade não deve ser negligenciado pela sua instituição, que deveria proporcionar a ele, periodicamente, cursos de reciclagem (educação continuada).

OS VÍCIOS DA UNIVERSIDADE BRASILEIRA

Encontramos dois tipos de instituição no panorama universitário brasileiro: a universidade pública e os estabelecimentos de ensino superior privados. Estes últimos, salvo raras exceções, são dominados por uma visão eminentemente mercadológica da educação.

E a universidade pública cumpre bem seu papel? Eu diria que nem tanto! A universidade pública está infiltrada pelo vírus ideológico e termina se perdendo no assembleísmo e no patrulhamento ideológico dos grupos ativistas (que são minoria), se afastando do verdadeiro interesse social e sofrendo de absoluta falta de identidade. A universidade pública se transformou em um *bunker* da esquerda acadêmica (incluídos aí alunos, professores e funcionários não docentes). Entidades como diretórios acadêmicos, associações de docentes e a UNE são nitidamente ideologizados e, por vezes, representam o atraso em matéria de ensino e pesquisa.

E tem mais – a universidade pública brasileira é corporativista, improdutiva e perversa. Funciona como uma repartição pública. As universidades brasileiras padecem do mesmo vício de outras instituições latino-americanas – todas estão engessadas por regras que impedem o recrutamento de talentos. Não há diferenças salariais por mérito, mais do que isso a meritocracia, no jargão estudantil esquerdista, tem uma conotação pejorativa. Não há cobrança de desempenho como nas boas instituições de ensino superior americanas, não há desligamento de professores improdutivos, nem há sequer a preocupação de buscar fontes de renda alternativas. O Estado é o paizão, que tudo deve prover. Nos Estados Unidos estão as melhores universidades do mundo e pouquíssimos americanos acham que a educação superior seja uma obrigação do Estado. A afirmação de que "a universidade tem que ser pública e gratuita" é absurda no contexto americano, onde predominam os modelos que somam zero: se um gasto é criado, alguém tem que pagar por ele. Não existe almoço grátis e quem paga a conta é o contribuinte. O que significa dizer não existe "dinheiro público", existe sim o dinheiro dos impostos arrecadados.

Além do mais, a universidade pública brasileira é perversa porque alberga em seus cursos a classe média alta e a elite, enquanto os jovens oriundos de família de baixo poder aquisitivo são marginalizados ou empurrados para fazer um curso noturno em uma Uni-qualquer. Conclusão: os contribuintes acabam pagando pela educação dos ricos e da classe média alta.

Já que citamos as universidades americanas, cabe analisar as diferenças de comportamento dos professores nos EUA e no Brasil. Os professores de lá trabalham, em média, muito mais do que os professores das federais ou estaduais daqui. Mesmo nas melhores universidades americanas a praxe é dar dois cursos, um na graduação e outro na pós-graduação; todos, ou quase todos, pesquisam e publicam. São avaliados pela produção científica, pelo ensino, pela obtenção de recursos e pelos serviços que prestam à profissão e à universidade. Os poucos que não pesquisam e não publicam não são bem vistos pelos colegas, mas compensam dando mais cursos, fazendo mais trabalho burocrático, orientando mais alunos. No Brasil o espírito não é acadêmico e científico, mas burocrático-sindical e político-ideológico. Pressões para pesquisar e dar aulas, em algumas instituições causam escárnio e acusações de fordismo e meritocratismo!

Em nosso país, as universidades federais entram em greve quase todo ano e as estaduais não ficam atrás; ainda recentemente tivemos invasão da reitoria da USP por motivo fútil. Greves de professores e funcionários de universidades são difíceis de entender nos EUA e a de alunos é impensável. A irresponsabilidade de professores, funcionários e alunos de federais e estaduais só pode ser entendida a partir de uma forte tradição corporativista, junto com o que o antropólogo Roberto DaMatta chama de "ética do privilégio." A elite e a classe média alta acham normal não pagar nada nas universidades, nem o estacionamento de seus carros, mas acham absurdo que as empregadas domésticas tenham direitos trabalhistas. Tudo é motivo para greve até quando a refeição do restaurante universitário tem um aumento de 25 centavos!

As demissões de professores, raras no Brasil, são frequentes nos EUA, onde professores iniciantes só adquirem estabilidade após quatro a seis anos de casa; a maioria não adquire.

PAPEL DA UNIVERSIDADE

A universidade deve ser a interface entre o sistema educacional superior e a sociedade. É possível também criar conhecimento [fazer ciência] fora da universidade como, por exemplo, nas empresas (Indústria Farmacêutica, Empresas de Informática) e nos institutos de pesquisa (Instituto Butantã, Fiocruz, Embrapa, Instituto Pasteur, MIT). Entretanto, não é possível formar cientistas sem o concurso da universidade. De sorte que o principal papel da universidade é lidar com o conhecimento. Inicialmente transmitir o conhecimento através de cursos de graduação, pós-graduação e extensão; preservar o conhecimento através de publicações convencionais ou eletrônicas; gerar o conhecimento através da pesquisa básica e aplicada; e aplicar o conhecimento em benefício da sociedade. De modo que uma universidade de excelência não deve apenas transmitir o conhecimento mas produzi-lo para estar na vanguarda.

Penso que nós devemos ter uma universidade de ideias e uma ideia da universidade. E pode perfeitamente coexistir em uma universidade a vertente contemplativa e a participativa. A contemplativa diz respeito a uma forma de pesquisa dita básica, que aparentemente não tem finalidade prática imediata. Pode parecer que o pesquisador é um alienado, que apenas se interessa em saciar a sua curiosidade ou atingir a glória. Isto é apenas aparente, porque as pesquisas básicas têm desdobramentos imprevisíveis e podem, em um futuro próximo ou remoto, proporcionar benefícios à humanidade (veja neste texto: Os paradigmas da medicina).

A pesquisa aplicada tem avançado muito desde que a ciência saiu do seu estágio amadorista e se uniu à tecnologia, e desse casamento surgiu a tecnociência. E esse acasalamento entre ciência e tecnologia é extremamente desejável, pois essa fecundação costuma render muitos frutos. O nosso país tem avançado muito, nas últimas décadas, na produção científica. Dois fatores parecem responder por isso: os cursos de pós-graduação e o financiamento de projetos através de agências de fomento (Capes, CNPQ, Fapesp). Outro braço importante é a parceria dos institutos de pesquisa e das universidades com o setor privado. Na área médica o financiamento vem principalmente da indústria farmacêutica. Este setor, além de recursos financeiros, tem massa crítica para gerar conhecimento (laboratórios, recursos humanos, tecnologia avançada...). Entretanto, estas multinacionais farmacêuticas operam, na área de pesquisa, em países desenvolvidos e frequentemente nos usam para os seus ensaios clínicos (Veja neste texto: Indústria farmacêutica: uma abordagem crítica).

Embora, o Brasil tenha feito avanços na pesquisa científica, nesse início do século XXI, a produtividade é mais quantitativa deixando a desejar na área qualitativa com *papers* de impacto. Curiosamente o Instituto Butantã (que não pertence à esfera universitária) é o campeão nos artigos de impacto. A alavancagem da produção científica brasileira se deve, principalmente, à pesquisa na área biológica. Por outro lado, o índice de registro de patentes ainda é muito baixo e para melhorar esse estado de coisas é preciso celebrar definitivamente o casamento da ciência com a técnica. Nós estamos precisando de um choque de tecnologia e para isso é fundamental a parceria com o setor privado (universidade/empresa). Além disso, o nosso complexo de vira-lata fica exacerbado pela carência de um prêmio Nobel; a universidade de Buenos Aires já detém vários. Nós até que já tivemos chances reais com Carlos Chagas e César Lattes.

A UNIVERSIDADE CRÍTICA

Eu vou analisar a universidade crítica focando o ensino médico que é a minha área de atuação. A escola médica deve se constituir em um espaço crítico para a formação do médico e proporcionar ao mesmo uma visão global dos problemas de saúde de nosso país. É preciso despertar no aluno da graduação e pós-graduação a reflexão e propiciar a ele um saber crítico. O aluno não deve ser transformado em um mero repositório de informações, em uma espécie de médico programado para procedimentos técnicos. Somente um médico com instrução e saber críticos é capaz de distinguir que a promoção da saúde depende do estilo de vida, da estrutura social, do saneamento básico, da alimentação, da habitação, enfim de condições socioeconômicas adequadas (Veja neste texto: "O Brasil profundo e o sistema público de saúde").

A escola médica não pode ser um instrumento de alienação, uma espécie de estação repetidora transmitindo apenas um conhecimento tecnocientífico importado. Deve, sobretudo, posicionar-se criticamente ante um modelo socioeconômico desumano, que propaga a indústria da doença e não se preocupa com a saúde da população.

Para isso são importantes profundas reformas não só estruturais e administrativas, mas até culturais. É pré-requisito para um bom ensino superior, um ensino de qualidade no setor fundamental e médio. Também uma reforma universitária bem conduzida, e livre de pressões político-ideológicas, é necessária.

São as mudanças necessárias? São muito necessárias, mas dificilmente serão materializadas. Ocorre que a universidade, em nosso país, ainda é um setor obscurantista da sociedade organizada e se comporta como fortaleza do sistema. Ali se instalou uma espécie de saber de igreja. E é difícil mudar conceitos e comportamentos cristalizados. Toda mudança implica ruptura e acaba sendo traumática, e o *establishment* prefere ir empurrando com a barriga o sistema vigente.

6

O Culto à Violência no Mundo Moderno

Certa ocasião, um professor da Universidade de Chicago disse a seus alunos que imaginassem ter aparecido na Terra um ser extraterrestre, oferecendo aos homens uma espécie de coisa mágica, que tornaria a vida mais confortável e divertida, mas em retribuição a sociedade deveria lhe oferecer anualmente um sacrifício de 50 mil vidas humanas. Com que indignação teria sido repelido pelos homens! Mas, então, completou o professor apareceu o automóvel!

Penso que esse exemplo da civilização do automóvel é extremamente pedagógico para iniciar esta matéria sobre a violência e seus desdobramentos. A violência pode se exteriorizar de maneiras distintas. Pode ser física e/ou verbal, ostensiva ou dissimulada, efêmera ou prolongada, tópica ou disseminada, individual ou coletiva, contra o patrimônio e/ou contra a pessoa... No que tange aos fatores causais ela é multideterminada e na sua gênese podemos encontrar fatores biológicos, psicológicos, sociais, culturais, econômicos, políticos, religiosos... que agindo de modo isolado ou conjunto transformam o homem no animal mais violento da Terra. Embora todas as formas de violência sejam execráveis, a mais hedionda é a violência contra a vida. E o ser humano consuma um ato criminoso por motivos diversos: simples perversidade, motivos religiosos, políticos, econômicos, esportivos, passionais... O *Homo sapiens*, segundo L. F. Veríssimo, não é o único animal que mata o seu semelhante, mas é o único que vende a pele.

Os advogados americanos se utilizam, cada vez mais, da chamada neurodefesa com o argumento de que o cérebro lesado é responsável pelo comportamento violento do criminoso. São, dentro desta ótica, os fatores biológicos gerando a violência. De repente é a ressuscitação das teses lombrosianas, maquiadas pelos avanços científicos contemporâneos. A natureza violenta do homem é matéria controversa e comporta muitas áreas de penumbras, zonas cegas e até buracos negros. Embora façam parte da biologia do ser impulsos agressivos, estes são modulados por mecanismos culturais, educacionais, psicológicos e sociais. E há até dispositivos biológicos inibitórios da agressividade. Em um cérebro lesado pode haver liberação de impulsos agressivos da vertente emocional, que fugiriam ao controle do cérebro racional? É possível, um exemplo nos é dado por um acontecimento trágico ocorrido na Universidade do Texas quando um jovem subiu em uma torre da escola e atirou em todos em seu raio de alcance, matando várias pessoas. Antes disso, ele manifestara a um médico o temor de não poder reprimir impulsos violentos em seu íntimo. Ele foi morto pelas forças de segurança e por ocasião da autópsia foi descoberto em sua amígdala cerebral (estrutura do cérebro emocional) um tumor altamente maligno. Esta situação é incomum e praticamente não pesa nas causas geradoras do crime. Também é polêmico e superestimado o potencial agressivo do epiléptico e sua decantada periculosidade é uma interpretação equivocada, digna da Escola de Antropologia Criminal criada por Cesare Lombroso. E hoje estão no centro das discussões teorias que associam o crime a certas características biológicas do criminoso. Antes eram as características somáticas lombrosianas, agora com os avanços da neurociência é a ressonância magnética funcional; antes eram estigmas morfológicos como o formato do crânio e do maxilar, agora uma redução da atividade no córtex pré-frontal! Sugere-se até a criação da disciplina de neurocriminologia com o objetivo de estudar o cérebro do criminoso (veja o capítulo Neurocentrismo – a banalização da neurociência, neste texto). Iniciativa louvável, entretanto é preciso cautela e não tirar conclusões equivocadas a respeito da gênese do crime. Certos psicóticos podem apresentar um potencial agressivo, com a consumação de atos criminosos – inclusive contra a vida. Também certos psicopatas podem invadir escolas ou igrejas e fuzilar tudo o que se mexe à sua frente; trata-se de uma sociopatia grave. Outro argumento utilizado para respaldar o crime biológico procura amparo na genética. Após cometer um ato delituoso, o criminoso [naturalmente orientado pelo seu advogado] afirma: "Eu não sou responsável pelos meus atos, está tudo inscrito nos meus genes." Vez por outra, a imprensa noticia, com grande impacto, a descoberta do gene do crime, da prostituição, da infidelidade... A genetização do comportamento, uma espécie de reducionismo biológico, me parece inaceitável para explicar comportamentos complexos. É claro que fatores genéticos [muitas vezes modificados por fatores ambientais – epigenética] podem influenciar o comportamento do criminoso. A propósito é muito pedagógico o estudo dos gêmeos idênticos (que carregam o mesmo genoma) e seu comportamento diferente ao longo da vida. De sorte que é um exagero apostar na "ditadura" dos genes para explicar a origem do mal. Ao se superestimar a tese biológica, a causa do crime depende de um "bom" diagnóstico médico e a solução de uma "boa" terapêutica. É a medicalização do crime! O homem é um subproduto do seu genoma e de seu meio ambiente. Ponto. Mas o debate continua aceso na esfera filosófica com o velho dilema: determinismo *versus* livre-arbítrio. A questão que se coloca é a seguinte: "Nós somos soberanos em nossas decisões ou somos determinados por fatores internos e externos?" Embora seja inegável comportamentos determinados, eu acredito no livre-arbítrio. Senão onde ficariam as nossas responsabilidades morais? Entretanto, o determinismo tem muitos defensores, sendo tudo determinado por leis físicas e/ou biológicas. É difícil acreditar que o homem seja balizado por um determinismo mecanicista rígido e se comporte como um mero robô programado para tomar decisões. Afinal nós somos, ou não, responsáveis por nossos atos?

Certamente mais importantes do que os fatores biológicos são os fatores psicossocioculturais e econômicos. O núcleo familiar bem constituído é fundamental para formar cidadãos íntegros. Os lares desestruturados ou desfeitos, a paternidade irresponsável, a violência intrafamiliar com disputa entre os cônjuges (geralmente violência contra a mulher), com maus-tratos e espancamento de menores constituem um caldo de cultura para forjar delinquentes e criminosos. Nessas circunstâncias parece que a família, na expressão de Silva Brito, é a célula mártir da sociedade. Um menor abandonado que perambula pelas grandes cidades, é uma presa fácil das gangues e do crime organizado, que tiram proveito da inimputabilidade do menor. Principalmente na adolescência, etapa em que a necessidade de autoafirmação é muito grande, o menor fica à vontade para agredir a sociedade que é o "instituto repressor."

A violência contra a mulher na sociedade brasileira atinge níveis assustadores. A dimensão atingiu tal ordem que foi criada na maioria dos estados da federação a delegacia da mulher e foi aprovada no

Congresso Nacional a lei Maria da Penha para punir este tipo de crime. Mas este tipo de comportamento machista é cultural em nosso meio, onde a mulher ainda é considerada um ser submisso. Certamente os números oficiais da ocorrência são subestimados porque muitas mulheres não procuram a delegacia para registrar o boletim de ocorrência.

Os fatores psicológicos também pesam e seguramente a frustração de desejos é um elemento gerador de agressividade. Essa agressividade se volta frequentemente contra a fonte de frustração ou pode ser transferida para outro alvo. E numerosas são as fontes de frustração em uma sociedade consumista e extremamente competitiva. Nos EUA chegam a classificar os indivíduos em ganhadores e perdedores (*winners and losers*). O lema é: seja um vencedor, se possível dentro das regras. São as frustrações econômicas, profissionais, amorosas, esportivas... Às vezes, essa agressividade é intraindividual com autoflagelação ou outras penitências com autoimposição de sofrimentos físicos (expiação de culpa, fundamentalismo religioso, promessas para alcançar graças). Levada ao extremo, essa autoviolência pode culminar com o suicídio (principalmente nos deprimidos). Os suicídios ocorrem, com maior frequência, nos períodos de recessão econômica com desemprego e insegurança social, em situação de guerra – enfim nos períodos em que há ameaça real à sociedade (fatores psicossociais). Outro tipo de criminoso, este com um perfil psicopatológico é o *serial killer* (assassino em série). Os crimes são recorrentes, às vezes, com um *modus operandi* – o criminoso deixa a sua "assinatura" na cena do crime, por exemplo: estupro seguido de estrangulamento. Quase sempre o motivo do crime é psicológico.

É inquestionável que a exclusão social contribui para aumentar a violência, principalmente a violência urbana. Seguramente aumenta a violência *rurbana* (nas cidades e zonas rurais). Entretanto, os políticos da esquerda, que nunca descem do palanque [mesmo quando estão no poder] afirmam enfática e monocordicamente que a causa da violência é de natureza social. Longe de mim negar as causas sociais (desemprego, péssima distribuição de renda, enormes desigualdades sociais, não acesso à educação formal...), mas é preciso reconhecer que a violência é um fenômeno multideterminado, sob a pena do equívoco de superestimar uma causa. Os EUA, hoje com uma baixa taxa de desemprego, são um país com um alto índice de violência. Diz-se que a violência é tão americana quanto a torta de maçã. Aqui cabe um comentário: os EUA apresentam índices de violência elevados em relação a outros países desenvolvidos (Canadá, Austrália, Alemanha, países escandinavos...) onde os índices são baixos. Entretanto, comparando com o Brasil os índices americanos são bem mais baixos. Nos bolsões de pobreza a violência depende da falta de escolas, de lazer, de habitação, do narcotráfico, do alcoolismo, do comportamento machista e até do desemprego. Na visão dos sociólogos, algumas teorias são postuladas para a explicação da violência: teoria funcionalista, uma espécie de darwinismo social; teoria sistêmica, com ênfase nos desajustes sociais; teoria marxista, dando prioridade às causas econômicas. Estudos microssociológicos mostram que o comportamento dos indivíduos é muito diversificado e portanto não cabe na camisa de força de teorias elaboradas nos laboratórios de sociólogos e filósofos. Aqui o raciocínio é sempre o seguinte: "A sociedade prepara o crime. O criminoso o consuma."

A violência no trânsito é um fato corriqueiro em nosso país. É o motorista embriagado, é o excesso de velocidade, são os rachas praticados por jovens inconsequentes. E a impunidade impera para esse tipo de crime. Um motorista embriagado que provoca um atropelamento com várias vítimas fatais tem o seu crime tipificado como culposo e na maioria dos casos não é condenado. Ah! Às vezes, recebe uma pena alternativa (prestação de serviços à comunidade, doação de cestas básicas...). O cenário da justiça no Brasil é, no mínimo, desanimador.

Os fatores culturais também contribuem para a gênese da violência, desde as sociedades tribais até as assim chamadas sociedades civilizadas dos países desenvolvidos. Em certas comunidades culturais existem práticas consagradas – ritos de passagem – que são realizadas por ocasião do nascimento, adolescência ou casamento. Os jovens são submetidos a provas (em geral contundentes) para lhes temperar o caráter: extração ou incisão de dentes, escarificação da língua ou do pênis, depilação, tatuagem, circuncisão, mutilação do clitóris e outras tantas realizadas com grande sofrimento para a vítima. Essas práticas abomináveis devem ser abolidas em um mundo civilizado. Nas assim chamadas sociedades civilizadas é ainda comum a violentação dos direitos das minorias (*gays*, lésbicas, travestis, transexuais, transgêneros, prostitutas, minorias étnicas). Deve ser ressaltada a ação deletéria da televisão, que já faz parte de nossa cultura – talvez ela seja a nossa cultura. Ela subverte valores, e para ficar em um exemplo, a televisão é a interface que transforma a violência em espetáculo. E, por esse caminho, a televisão promove a banalização da violência, das catástrofes e das tragédias. A televisão se tornou, no dizer de Karl Popper, um poder colossal; pode até se dizer que ainda é potencialmente o mais importante de todos, como se tivesse substituído a voz de Deus (é preciso considerar hoje também o poder da internet). A propósito da internet, é bom lembrar que hoje estão tipificados os crimes cibernéticos. E a sociedade aberta tem dificuldade de lidar com o controle dos meios de comunicação, porque ela é incompatível com a censura. A democracia se entende mal com a censura, sendo difícil coibir certos abusos tanto na TV como na internet.

Outro fenômeno na violência urbana são as gangues que proliferam nas grandes cidades: punks, *skinheads*, torcidas organizadas, pichadores, a turma do arrastão, dos bailes funks... Agora surgiram os *Black blocs* nas passeatas... (alguns politicólogos inconsequentes falam em "estética da violência" quando se referem a esses baderneiros). Nunca é demais citar o caso do índio pataxó, queimado por uma gangue de maiores/menores, de classe média, em Brasília.

A violência do Estado, desde as democracias até as ditaduras sangrentas, ainda é um problema no mundo inteiro. Existe mesmo um dito popular que diz: "Cuidado com o governo. Ele é perigoso e anda armado." Muitos países ainda desrespeitam os direitos fundamentais do homem, de acordo com dados da Anistia Internacional. Nas ditaduras, todo tipo de violência é perpetrado pelo Estado: desde eliminação física até tortura, lavagem cerebral, prisão por "delito de opinião", deportação... O Estado soviético e o nazista foram exemplares neste tipo de violência. Stalin certa vez afirmou: "Uma morte é uma tragédia, cem mil mortes é uma estatística." Temos que reconhecer que o homem tinha um tremendo *know-how* nessa matéria. O terrorismo de Estado, amparado no direito revolucionário, é capaz de cometer os crimes mais vis desde a Revolução Francesa. Além do extermínio de judeus patrocinado pelo Estado nazista e dos expurgos de Stalin, Cuba proporcionou um banho de sangue com o *paredón* e Pol Pot praticou um genocídio no Camboja. Não podemos deixar de citar as práticas violentas da "revolução cultural" na China comunista. Também nos Estados modernos as forças de repressão ao crime (polícia), às vezes cometem excessos violentando os direitos humanos. Não é infrequente que maus policiais sejam cooptados pelo crime organizado e coloquem o seu *know-how* a serviço da delinquência. Por outro lado, bons policiais são vítimas de violência e muitos sucumbem na luta contra o crime.

O terrorismo é um dos crimes mais hediondos do mundo civilizado. Embora o terrorismo não seja um fenômeno novo e venha sendo praticado, de modo mais ou menos sistemático, desde o século XIX, é inquestionável que no mundo contemporâneo ele contribui para uma mudança de paradigma dos conflitos bélicos. Os conflitos no Iraque, Síria, Afeganistão... e o interminável *affaire* árabe-israelense confirmam esse novo modelo. A guerra convencional ficou obsoleta e a catástrofe nuclear adiada *sine die*. Nesse modelo bélico, o inimigo não tem face, transforma-se em uma espécie de ser incorpóreo e oculto. Ninguém sabe como, quando e onde vai atacar. É a frustração da superpotência, preparada para a guerra nas estrelas, e é o desempenho, até certo ponto modesto da alta tecnologia diante da estratégia invisível dos inimigos, que se valem da informação boca a boca [ou pelas redes sociais], dos homens-bomba, indo até as intrincadas operações financeiras que lhes dão suporte. É preciso conhecer muito bem o inimigo, seus costumes, suas crenças, sua língua... para lhe dar combate; é a guerra da inteligência, que exige um longo adestramento contra as correntes fundamentalistas. Por outro lado, as grandes potências usam de modo indiscriminado os *drones* (pequenas aeronaves não tripuladas) para fulminar os inimigos. Lamentavelmente, muitos inocentes sucumbem nessa guerra tecnológica. A propósito fala-se, hoje, de uma guerra de computadores, via Internet, que paralisaria os inimigos com um ataque digital. A ameaça é complexa, multifacetada e potencialmente dramática. As sociedades modernas são informatizadas, com todos os sistemas conectados à internet, o que pode proporcionar aos inimigos avenidas de ataque. Em uma guerra dessa natureza, os meios de transporte, bancos, refinarias, sistemas de controle do tráfego, hospitais, usinas elétricas seriam paralisados e isso levaria aos caos total. A esta guerra (adiada por enquanto) os especialistas chamam de *Cyberwar*. Pura insanidade. O lado macabro da tecnologia!

Mas, voltando ao velho e atual terrorismo observamos que a galeria dos fanáticos é imensa, como também o grau dos fanatismos. Assim temos os fanáticos messiânicos, os revoltados, os iconoclastas, os apocalípticos, os integrados, os mártires e tantos outros. O grande fanático é capaz de incendiar o mundo pelas suas causas, portanto ele pode ser de alto risco. Os exemplos da história recente nos têm mostrado este tipo de insanidade: é o terrorista do ETA, o kamikaze, o bonzo vietnamita, o membro do IRA, o fundamentalista islâmico... O fanatismo induzia o bonzo vietnamita a virar tocha humana, o membro do IRA a fazer greve de fome e atualmente induz o terrorista islâmico a amarrar uma bomba em seu corpo e se lançar contra um alvo inimigo. Isso significa que o fanático, além de risco para a sociedade, acaba se tornando um risco para si mesmo. Na opinião do filósofo Cioran, o fanático é incorruptível: se ele mata por um ideal, pode igualmente morrer por ele. Nos dois casos, tirano e/ou mártir, é um monstro. O fanático não vê o que é, vê o que quer ver. Nessa ótica, a própria razão enlouquece quando fechada sobre si mesma. Não há como justificar a demência terrorista.

O terrorismo não é um fenômeno novo, vem sendo praticado há séculos, mas assumiu proporções catastróficas nas últimas décadas. O velho terrorismo calibrava bem as suas ações e o nível de violência. Queria espalhar o terror e chamar a atenção (colocar o ato em uma vitrine), mas não chocar a ponto de provocar uma reação muito forte na opinião pública. Buscava com isso não perder o apoio dos simpatizantes. As ações, às vezes, resumiam-se ao assassinato de um Grão--Duque ou de um Presidente. O novo terrorismo é mais ambicioso e caracteriza-se pelo enorme número de vítimas fatais e inocentes e procura atingir alvos simbólicos através de ataques suicidas. Além do que, o terror do Estado islâmico proporciona um *show* macabro para o mundo através da exposição (na televisão ou nas redes sociais) das vítimas ajoelhadas antes da consumação da decapitação; às vezes, as vítimas são queimadas dentro de uma jaula e o ato devidamente documentado através de filmes. E nessa guerra, sem batalhas convencionais, começa a se desenhar uma nova forma de terrorismo através do uso de produtos químicos e bacteriológicos; é o temível bioterrorismo. E, além das armas químicas e biológicas, os terroristas pretendem o domínio das armas nucleares, certamente para incendiar o mundo.

A violência sexual explode no mundo inteiro, principalmente contra o menor e a mulher. A pedofilia, que sempre existiu, hoje é até atração turística nos países pobres. O nosso país está no circuito do turismo sexual. A violação sexual do menor adquiriu *status* e já chegou à internet. Também a Igreja Católica está encrencada com as denúncias de abusos frequentes de menores pelos sacerdotes da igreja. Contra a mulher é o famigerado estupro (que pode ser seguido de morte), que além de crime hediondo pode engravidar a vítima e/ou contaminá-la com o vírus da Aids. Também é preciso considerar a violência contra o feto: desde manobras abortivas até o aborto consumado, passando pelo uso de drogas ilícitas pelas gestantes ou de psicotrópicos ou de outras substâncias potencialmente agressivas ao concepto; até o tabaco e as bebidas alcoólicas podem prejudicar o ser em formação e desprotegido.

O crime organizado (Máfia, cartéis do narcotráfico, traficantes etc.) é um dos negócios mais rentáveis do mundo moderno e uma das instituições mais violentas para a sociedade. Ele pratica todos os tipos de crime imagináveis: assassinatos, crimes contra o menor, crimes sexuais, contrabando de armas, chantagem, extorsão, sequestros, prostituição... além do que, promove nos dependentes das drogas, um efeito multiplicador da violência.

A violência no sistema prisional é um dos problemas sérios em muitos países do mundo, particularmente no nosso, onde é comum rebeliões nos presídios. A situação do preso é desumana e a prisão, ao invés de recuperar o prisioneiro, é uma eficiente escola do crime. Nas prisões vigora a lei do cão, com as mais diversas violentações de prisioneiros por seus companheiros, chegando até a eliminação física de condenados (conflitos por hegemonia de gangues, dentro e fora da prisão, promiscuidade sexual, drogas). Aqui também se faz sentir o braço do Estado: os presídios e as cadeias estão permanentemente superlotados (talvez sejam piores que as masmorras da Idade Média) e ainda vigora o famigerado regime da solitária. Enfim, o nosso sistema prisional é perverso e não há políticas públicas no sentido de reverter essa situação.

Por outro lado, a pena de morte vigora em nosso país por meio da ação de grupos de extermínio, esquadrões da morte, milícias, justiceiros, jagunços e pistoleiros de aluguel. Este poder policial paralelo ensanguenta diariamente a vida dos brasileiros e já faz parte da rotina das páginas policiais dos jornais e dos telejornais.

O sequestro político esteve na moda até há pouco tempo, principalmente o sequestro de aviões. Hoje, particularmente em nosso país, prospera a indústria do sequestro com objetivos pecuniários. A sociedade brasileira convive, há anos, no seu cotidiano com este tipo de crime.

A estrutura agrária brasileira é profundamente iníqua e responde por uma violência crescente no campo. De um lado o MST, entidade ideologizada que incentiva a invasão de terras (mesmo produtivas) e promove atos de depredação nas propriedades invadidas. Na outra ponta, os proprietários que contratam pistoleiros para assassinar camponeses e também para fazer frente às invasões. Latifúndio improdutivo *versus* objetivos políticos do MST é um verdadeiro abacaxi para o governo descascar. Também nos grandes centros urbanos esta situação se reproduz com o Movimento dos Trabalhadores Sem Teto (entidade profundamente ideologizada) que promove a invasão de propriedades (desrespeitando o direito de propriedade em um estado democrático) e causando tumulto e violência para a reintegração de posse.

Uma tradição de impunidade tem um peso importante na escalada de violência em nossa sociedade. O nosso aparelho judiciário é obsoleto e inoperante e responde, em parte, pela superpopulação carcerária do nosso sistema prisional. Muitos presos cumprem pena em delegacias de distrito, superlotadas e com condições mínimas de segurança. As fugas são frequentes e em torno de 75% dos presos egressos do sistema penitenciário, após [ou não] o cumprimento da pena, voltam a delinquir. Infelizmente, as nossas prisões não recuperam ninguém, ao contrário são fábricas de criminosos. Entretanto, é preciso considerar que o criminoso apenado está pagando uma dívida que contraiu junto à sociedade; a punição deve ter também um objetivo pedagógico para inibir o crime e para segregar do convívio social os indivíduos de reconhecida periculosidade. É preciso proteger a sociedade. Também devem ser objetivos do Estado a recuperação e a ressocialização do criminoso.

Cabe também um breve comentário sobre a ação da imprensa na vida do cidadão comum ou do homem público. Por um preceito constitucional está assegurada no Brasil a liberdade de expressão, de comunicação e de informação jornalística, sem qualquer restrição. Mas estão garantidos também os chamados direitos da personalidade; o direito à intimidade, à vida privada, à honra e à imagem das pessoas. Uma retórica muito articulada, mas que tem se revelado inexequível na prática. Os exemplos de mau comportamento da imprensa se sucedem tanto aqui como em outros países. É o poder tirânico da imprensa no mundo contemporâneo: ele condena, absolve, promove linchamento moral e até assassinato político e/ou civil de suas vítimas.

48 ■ ENSAIOS NADA CONVENCIONAIS

Os meios de comunicação (imprensa escrita, falada, televisada e internet), com certa frequência, promovem um jornalismo espetáculo e mandam às urtigas a ética. A imprensa, algumas vezes, estupra a verdade e os estragos provocados pelo chamado crime de imprensa são praticamente irreparáveis. Vejam o que dizia Tocqueville, os excessos cometidos pela liberdade da imprensa devem ser reparados com mais liberdade de imprensa. De acordo com o terceiro presidente americano, Thomas Jefferson, a constituição tem que garantir que a imprensa seja livre, não que ela seja boa. De qualquer modo, as vítimas dos excessos da imprensa devem recorrer aos tribunais.

A violência, hoje, é o grande vilão da sociedade brasileira. O cidadão vive imprensado entre uma polícia despreparada (com uma tradição de arbitrariedades e de práticas violentas) e mal remunerada e um aumento assustador de delinquentes que perpetram todos os tipos de crime imagináveis. As famílias de estratos superiores vivem, nas grandes cidades, em verdadeiras fortalezas, trafegam em carros blindados e estão permanentemente em pânico porque podem sofrer um assalto ou um sequestro no próximo semáforo, em plena luz do dia. Já as famílias de estratos sociais inferiores, que habitam as favelas ou bairros periféricos, têm que conviver com a violência intra e extramuros. As pessoas caminham no fio da navalha e o viver está balizado pela lógica da roleta russa. É a bala perdida, é o crime no trânsito, é o assalto no semáforo, é o arrastão na praia, é o estupro na volta da escola. É preciso que a sociedade cobre do poder público políticas de segurança com maior eficiência no combate à criminalidade, mas é preciso também que a sociedade se engaje por meio da ação de entidades civis e de soluções criativas, com o objetivo de minimizar os fatores geradores de violência.

A prática da violência é de tal modo desconcertante que nos causa um profundo impacto e mal-estar. Nesta linha, eu quero citar para concluir o relato de Carlos Lacerda no seu livro *Em Vez*, de uma notícia que veio de Nanao (Japão): "Um jovem de 19 anos matou o pai, segundo informa a polícia, sob o impulso irresistível de matar alguém. Na polícia, disse o jovem: 'Se tivesse matado uma pessoa totalmente estranha daria um grande desgosto ao meu pai.'"

50 ■ ENSAIOS NADA CONVENCIONAIS

7

A Dimensão Espacial na Vida Animal e Humana

O ser humano vai aprendendo a lidar com o seu espaço desde a vida intrauterina, onde ele flutua no líquido amniótico em uma espécie de banheira fechada. Nós percebemos nosso corpo como uma unidade; é o esquema corporal formado em nossa mente. A partir de sensores periféricos (táteis, auditivos, visuais, olfativos, proprioceptivos e vestibulares) que nos proporcionam informações, e de um elaborado programa mental, nos tornamos aptos a construir nosso esquema corporal e espacial. Esse esquema corporal é a imagem tridimensional que todos têm de si mesmos. Mais do que uma simples percepção, é uma construção mental complexa que vamos elaborando desde o útero e prossegue após o nascimento. Temos uma vaga noção do nosso espaço interior e uma noção muito nítida do espaço exterior (espaço pericorporal).

Piaget chegou a afirmar que os conceitos espaciais são ações internalizadas. O lidar com o espaço depende de como o homem vê-e-sente o mundo, e esta problematização ganha novas dimensões a partir do momento que ele tem de administrar o seu micro-espaço (espaço pessoal) e o seu macro-espaço (espaço territorial). O espaço é administrado pelos limites de nossos sentidos. A distância é nula quando está empenhado o sentido tátil (carícia, agressão física...). Quando entra em cena o sentido olfatório, a distância é reduzida no homem e pode alcançar quilômetros em certos invertebrados. Com a audição e, principalmente, a visão o campo de alcance é mais extenso. Com o auxílio da tecnologia – uma espécie de extensão de nossos sentidos – podemos ampliar ainda mais nossa dimensão espacial: é o caso do telescópio que nos permite entrar na janela galáctica ou do microscópio que nos permite ver seres invisíveis a olho nu.

Os animais demonstram capacidade para lidar com o espaço exterior, tanto ao demarcar o território em que vivem (instinto de territorialidade) como ao assumir comportamentos para evitar a explosão populacional de sua espécie. Um leão criado em espaço aberto demarca o seu território (com urina e fezes), compreendendo até dezenas de quilômetros, dependendo da densidade da população leonina naquela região. Entretanto, um leão mantido em cativeiro administra um espaço próprio de apenas alguns metros. Como o leão, também as aves, os peixes e tantos outros animais defendem o seu território contra outros de sua espécie. Essa demarcação de território é fundamental para a sobrevivência de um indivíduo (ou grupo de indivíduos) de uma espécie, pois aí ele estabelece o seu *habitat* e seu terreno de caça ou o seu pastoreio e procura impedir o acesso aos competidores.

Mais dramática é a regulação da densidade populacional entre certos animais. Aqui é ilustrativo o caso dos lemmings, pequenos roedores que habitam a Escandinávia. Quando há excesso populacional, uma grande parte desses animais abandona o seu *habitat*, viaja muito quilômetros e se atira ao mar, nadando até morrer. É uma espécie de suicídio coletivo. O excesso de população em colônias de ratos brancos da Noruega provoca desvios comportamentais desses animais (com desorganização das colônias) e o aparecimento de doenças (principalmente nas ratas grávidas), fatores que determinam colapso populacional. Estudos em uma população de veados de uma ilha na costa de Maryland (EUA) mostraram que o aumento da população provocava morte em larga escala dos veados, sendo apurado que a causa das mortes era uma hiperatividade das glândulas endócrinas determinada pelo estresse pela privação de espaço. Essas glândulas são fundamentais na determinação do crescimento, na reprodução e no sistema de defesa do organismo. Também um estudo sobre a causa da morte em milhares de pássaros e mamíferos, realizado por patologistas no zoológico de Filadélfia demonstrou que um grande número de animais se encontrava sob estresse em virtude da aglomeração e apresentava as mesmas doenças que o homem sofre: pressão sanguínea elevada, distúrbios circulatórios e cardíacos. Algumas espécies exercem até mesmo o canibalismo para manter o controle populacional.

Outro aspecto interessante é que alguns animais apresentam um comportamento de contato, enquanto outros evitam o contato. O pinguim imperador é uma espécie de contato, e as aglomerações permitem a conservação de calor e uma maior adaptabilidade às baixas temperaturas de seu território. Também o porco, o hipopótamo e o periquito são espécies de contato, enquanto o cão, o cavalo, o gato e muitas aves são espécies de não contato. Essa distância espacial pode ser vista nas andorinhas, por exemplo, que não encostam uma nas outras quando estão pousadas em um fio.

Para lidar com o espaço os seres vivos se valem de seus sentidos (olfativo, tátil, visual, auditivo) e, dependendo da espécie, um sentido pode ser hegemônico. Por exemplo, um sentido olfativo bem desenvolvido pode significar para alguns animais a sua sobrevivência. Isto porque a olfação constitui a fonte principal de informações para a localização do alimento, para a escolha dos parceiros sexuais, para a exploração do território, para evitar os predadores ou detectar uma presa, para reconhecer a progenitora. Principalmente os invertebrados são sensíveis à ação de certos mensageiros químicos para orientar o seu comportamento. Estas substâncias químicas são denominadas "feromônios" e servem para a transmissão de informação intraespécie. Os feromônios são elaborados por glândulas especiais e agem à distância como verdadeiros hormônios, são ativos em quantidades ínfimas e desencadeiam reações automáticas e específicas dentro da espécie. As mais surpreendentes explorações olfativas são realizadas pelos insetos e, em particular, pelas borboletas. É impressionante a detecção pela borboleta-macho de uma fêmea a quilômetros de distância (principalmente se o vento favorecer) pelo odor que exsuda das asas deste inseto na época do acasalamento.

Evidentemente, cada espécie animal tem suas especialidades ditadas pelas condições do meio e modo de vida, e o seu tipo de comportamento reflete de certo modo as peculiaridades de sua ecologia. Nas aves, o sentido dominante é a visão e a avaliação das distâncias é feita por meio do aparelho visual. Um falcão, em pleno voo, consegue identificar a 500 metros de altura um pequeno inseto no solo. Nos primatas e no homem houve um aprimoramento do sistema visual por intermédio da migração dos olhos para a região frontal, o que permitiu a visão de profundidade (visão estereoscópica) e a visão das cores. Essas particularidades permitiram uma melhor avaliação das distâncias e uma visão tridimensional do mundo que nos cerca.

A organização espacial na espécie humana não depende somente de fatores biológicos, mas também de fatores psicológicos, sociais e culturais. Foi o antropólogo americano Edward T. Hall quem fez interessantes estudos da estruturação do espaço pessoal (micro-espaço corporal) e da regulação da distância entre as pessoas. Ele criou a palavra *proxemics* (de proximidade ou vizinhança), relacionada com a manipulação do espaço humano. A proxêmica (em tradução livre) se propõe a estudar o significado social do espaço. Cada indivíduo tem o seu espaço pessoal e esse território é uma espécie de extensão de seu corpo.

O homem vive, por assim dizer, dentro de uma "bolha de ar." Ainda mais, cada ser vive e convive com o seu espaço individual, familiar, residencial, urbano e social. Fala-se frequentemente em planejamento de espaço, tanto na distribuição de móveis e utensílios no interior da residência como no equacionamento das cidades. Embora a análise do macroespaço (espaço urbano, rural, sideral...) seja fascinante, é interessante considerar como o homem trata o espaço próximo de seu corpo. Essa dimensão oculta (título de um livro de Hall) os homens administram de um modo diversificado e de uma maneira até inconsciente. Dependendo da cultura, as pessoas se comportam no sentido de preservar a sua intimidade espacial. Assim, a distância para a conversação difere se os interlocutores forem árabes, latinos, japoneses ou anglo-saxões. Um árabe, em uma conversação se aproxima muito e pode pegar na mão do interlocutor, olhar no olho e respirar tão próximo que é possível sentir o seu hálito. Já o americano prefere manter uma distância maior de sua área íntima, no sentido de preservar a sua privacidade espacial. Para o americano o corpo é sagrado e, portanto, inviolável. Já o árabe se permite empurrar, apertar ou beliscar uma mulher em público; a "violação" do corpo não tem grande significado. Esses comportamentos podem dar origem a choques culturais. Veja o que Hall diz a respeito: "Na América Latina a distância entre os interlocutores é menor do que nos Estados Unidos. De fato, as pessoas não conseguem falar confortavelmente a não ser a uma distância muito vizinha, daquela que nos Estados Unidos, evoca sentimentos eróticos ou agressivos. O resultado é que quando elas se aproximam nós recuamos. Em consequência disso, as pessoas pensam que somos distantes ou frios, reservados ou inamistosos. De nossa parte, nós as acusamos de inconvenientes, por nos soprar no rosto, por manietar nossos movimentos, por nos lançar perdigotos." Com essas conclusões, talvez Hall tenha carregado um pouco nas tintas, elas são questionáveis. É preciso pesquisar em uma sociedade o comportamento das pessoas, no inter-relacionamento espacial, nos vários estratos sociais.

O educador Paulo Freire contou, em uma entrevista televisiva, um episódio curioso ocorrido em seu exílio político no Chile. Caminhando com um chileno em uma avenida de Santiago, amistosamente ele colocou a mão no ombro do amigo e a reação deste foi imediata, no sentido da inoportunidade do gesto que o deixaria mal perante os seus compatriotas. Houve perplexidade e um mal-estar passageiro, e restou certa mágoa pela rejeição do seu gesto amistoso. Mais tarde, Paulo Freire vai, a convite de uma universidade, proferir algumas conferências em um país da África subsaariana. No intervalo de uma conferência o reitor o convida para um passeio no *campus* e durante a caminhada o anfitrião segura sua mão e eles deram um longo passeio de mãos dadas. O seu constrangimento foi grande, e ele imediatamente lembrou-se do episódio no Chile e pôde entender melhor a reação do amigo.

Amparados na proxêmica, podemos falar de distância íntima, pessoal, social e pública. Existem estudos, realizados nos Estados Unidos, quantificando essas distâncias. A zona íntima (15 a 45 cm) é uma espécie de propriedade da pessoa e só entram nesse espaço aqueles que têm um vínculo afetivo estreito (namorados, pais, filhos, cônjuges, parentes próximos e amigos íntimos). Nas aglomerações com espaços reduzidos e fechados (elevador, metrô, ônibus), onde o contato corporal é inevitável, a invasão dessa zona ocorre; nesses casos, as pessoas não se olham e mantém os músculos retesados, formando uma espécie de couraça para preservar o espaço íntimo. Esse comportamento é emblemático e significa mais ou menos o seguinte: "A distância entre nós está muito próxima, mas não é minha culpa e eu estou fazendo o que posso para me afastar."

A zona pessoal (50 cm a 1,20 m) é a distância que guardamos dos outros em coquetéis, dos colegas na repartição e nos encontros com amigos. É uma distância que deve ser respeitada nesse tipo de relacionamento, pois o indivíduo que invade esse espaço e, em uma conversação, segura no braço de seu interlocutor ou na lapela de seu paletó é rejeitado pela maioria das pessoas e rotulado, no mínimo, de chato ou inconveniente. A zona social é aquela distância (1,20 a 2,10 m) que as pessoas mantêm quando são estranhas ou não se conhecem bem. Finalmente, a zona pública é uma distância confortável que a pessoa escolhe quando se dirige a um grupo de pessoas (aulas, conferências, entrevistas coletivas...).

Nossas repulsas e atrações para lidar com o espaço pessoal dependem de regras ocultas que vão sendo internalizadas de modo quase inconsciente e natural, como internalizamos a regras de falar. Cada grupo cultural desenvolve seu próprio código regulador, que não está escrito em nenhum lugar mas é entendido por todos. Esse código de comunicação corporal inclui gestos de recuo, gestos de aproximação amistosos ou agressivos, gestos de expectativa, enfim uma atividade configurando um verdadeiro balé espaço-gestual.

O odor é um dos mais antigos meios de comunicação e é largamente utilizado no mundo animal, como já vimos, para aproximar parceiros, para demarcar território, para apanhar as presas, para fugir dos predadores... O odor, tanto no mundo animal como humano, é um elemento importante no contato entre os indivíduos. Se no relacionamento interespécie os odores estão geralmente a serviço da rejeição entre os indivíduos, mesmo dentro da espécie, o odor é importante para aproximar ou afastar um indivíduo do outro: um touro, por exemplo, recusa-se a cobrir uma vaca cujo odor lhe desagrade.

Se o mundo animal é odorizado, o mundo dos humanos procura a desodorização. Este é o mundo da negação dos odores biológicos, que cada vez mais estão condenados à extinção. Nos países desenvolvidos, uma sociedade superdesodorizada vive atemorizada com o mau hálito, o cheiro do suor, dos genitais e outros tantos. Mas, afirma Flora Davis, nem todas as culturas são antiodor e refere "... na Nova Guiné Meridional, quando bons amigos se separam, aquele que fica, algumas vezes, toca a axila daquele que está partindo para guardar consigo o cheiro do amigo." Nos Estados Unidos, é preciso combater o cheiro de corpo a qualquer custo; e se a França é o país dos quase 300 tipos de queijo (com seus ricos odores), os Estados Unidos são o país do não sei quantos tipos de desodorantes. Os americanos devem ter ficado impressionados com a máxima atribuída à Madame de Lambert: "Vivemos com os nossos defeitos como com os odores que trazemos: não os sentimos, mas eles incomodam os outros." Segundo Hall, o norte-americano é "ensinado" a não soprar em cima das pessoas. Ele experimenta dificuldade quando se encontra dentro do âmbito olfativo de outra pessoa com quem não tem intimidade, sobretudo em locais públicos.

Também são importantes as distâncias associadas à escala vocal. A voz cochichada exige a invasão do espaço íntimo do interlocutor (de 5 a 20 cm) e geralmente tem a ver com assuntos secretos. A voz baixa pode significar assunto confidencial ou pessoal e a distância entre os interlocutores é um pouco maior. A seguir, plena voz (assunto não pessoal) e voz alta (falando a um grupo, dando aula) com distâncias ainda maiores.

Além de lidar com o espaço pessoal e intimista, cada um de nós tem que lidar com o macro-espaço do caos urbano. Principalmente com o advento da Revolução Industrial, as grandes cidades foram se transformando em universos concentracionários, com o empilhamento de gente, a crise de habitação, a angústia do espaço, enfim o inferno urbano. Antes disso, mesmo aqueles que não eram proprietários gozavam de um certo espaço no seio da natureza; hoje, é a guerra pelos espaços. As cidades tornaram-se *habitat* de automóveis. E o automóvel é o maior consumidor de espaço público já criado pelo homem. Em uma cidade como São Paulo mais de 70% do espaço público (ruas, estacionamentos, parques) são ocupados por veículos automotores. Ainda mais, o automóvel arruína o contato humano e torna o homem um ser encapsulado. O homem moderno é uma espécie de ser de cabeça, tronco e rodas. Isso sem falar na deterioração que o automóvel provoca no meio ambiente, por meio da sujeira, ruído, gases residuais.

Nas grandes cidades brasileiras os espaços públicos estão sendo invadidos de modo assustador. Pelas calçadas transitam bicicletas, motos, carrinhos de supermercados, *skates* e elas até se prestam para o estacionamento de automóveis. Nessas cidades, já não existe mais o direito à calçada. Ainda mais, os espaços urbanos (calçadas, calçadões, praças, parques, ruas, vielas) estão sendo invadidos não só por veículos, mas também por camelôs, carrinhos de ambulantes, barracas de marreteiros, mesas de bar... É a aventura urbana. Diz-se que Deus fez o campo, o homem as cidades, o diabo as grandes cidades. O lidar com o espaço depende de como o homem vê-e-sente o mundo. E este desafio ganha novas dimensões quando ele tem que administrar seu espaço pessoal e seu espaço territorial.

8

A Utopia do Ócio

Deu no jornal: "A agência Dentsu, gigante do mercado publicitário do Japão, assinou ontem sua 'rendição' em uma batalha judicial que deve marcar época. A empresa anunciou que pagará indenização de U$ 1,6 milhão para os pais de Ichiro Oshima, funcionário que se suicidou em 1991, aos 24 anos, estressado e deprimido pelo excesso de trabalho. Na época, os pais do jovem denunciaram que ele passara 17 meses sem um único dia de folga, cumprindo uma jornada semanal média de 80 horas. Por vezes, seus turnos iam das 9 horas às 6 horas da manhã seguinte. O rapaz dormia entre meia hora e duas horas e meia por noite." (Jornal da Tarde 24/06/2000.)

O caso de Ichiro tornou-se emblemático de um tipo de problema que, pela sua relativa frequência no país, deu origem a um neologismo – *karoshi* – criado para se referir a alguém que "morreu de tanto trabalhar." O advogado da família do jovem morto colheu os frutos da vitória. Ele criou uma linha telefônica especial em seu escritório para atender os casos de *karoshi* e só no primeiro mês recebeu 206 chamadas. O *karoshi* foi reconhecido oficialmente em 1994, quando foram registradas 32 mortes por excesso de trabalho e em 1998, 90 mortes.

No Ocidente, esse tipo de comportamento tem o nome de "assédio moral", que significa submeter um subordinado a um constrangimento de modo reiterado – através de perseguição, humilhação ou de outras condutas inadequadas. O assédio moral pode ocorrer em uma empresa entre chefe e subordinado ou entre colegas. Muitas vezes os casos vão além das relações interpessoais e o assédio moral faz parte da gestão de determinadas empresas. Hoje, não há país civilizado que não disponha de alguma legislação sobre este tipo de assédio.

Outro quadro, descrito no Ocidente, é a chamada síndrome de Burnout (do inglês *burn out* – significando queimar por completo). É um quadro de esgotamento profissional e foi denominado de *Burnout* pelo psicanalista nova-iorquino Freudenberger, após constatá-lo em si mesmo no início da década de 1970. Além de problemas de ordem psicológica (particularmente depressão do humor), a pessoa apresenta forte desgaste físico determinando fadiga e exaustão.

O grande escritor americano William Faulkner disse certa vez: "É triste saber que a única coisa que se pode fazer 8 horas seguidas é trabalhar. Ninguém consegue comer, beber ou fazer amor 8 horas seguidas!"

O vocábulo "trabalhar" deriva do latim *tripaliare*, cujo substantivo *tripalium* era um instrumento de tortura formado por três paus, ao qual eram amarrados os condenados. Portanto, não causa admiração, a associação do trabalho com tortura ou castigo.

Penso que deve-se fazer um recuo para ver como as coisas evoluíram desde o paraíso adâmico. Para alguns o trabalho é uma espécie de maldição bíblica, pois ao cometer o pecado original o homem foi obrigado a ganhar a vida com o suor do seu rosto. Mas passando da lenda para o terreno substantivo, é imperioso analisar como o homem vem lidando com as suas tarefas desde tempos imemoriais.

O homem primitivo que era, ao mesmo tempo, presa e predador, para sobreviver teve que adotar estratégias de caçador para obter o alimento e defensivas para neutralizar a ação de seus predadores. Além da caça e da pesca, ele era também coletor e apanhava o dado pela natureza (frutos e hortaliças silvestres). Na sua trajetória evolutiva ele vai decantando experiências e aprende a construir ferramentas e utensílios para melhor realizar as suas tarefas da vida diária. Com a descoberta do fogo, o homem passa do trabalho manual para o artesanal. O *Homo faber* estava pronto e ele nunca mais parou de trabalhar. Em uma etapa subsequente, o homem que era nômade e habitava cavernas, começa a se fixar na terra e constrói habitações toscas. Enfim, torna-se sedentário e desenvolve uma atividade agropastoril através do cultivo do solo e da domesticação de certos animais. No início o trabalho representava uma atividade de sobrevivência para ele e seu clã e, com o tempo, passou a ter desdobramentos que veio a gerar um sistema de trocas e depois o comércio. A atividade comercial deu origem às pequenas vilas (burgos) e o trabalho foi se organizando e diversificando.

Estava aberto o caminho para as cidades-estado e depois para as nações e daí surgiu o capitalismo mercantil, a era industrial e novas modalidades de trabalho apareceram. A era industrial caracteriza-se pelo uso da máquina, que amplia muito a força de trabalho do homem e transforma com mais profundidade a natureza – a matéria-prima – que o homem encontra em seu ambiente. De sorte que a revolução industrial gerou estratégias para aumentar a produtividade no trabalho (taylorismo, fordismo) e as primeiras manifestações contra as máquinas que "levam" ao desemprego (luditas). Surgem os fenômenos próprios da civilização industrial: a questão social, a urbanização crescente, o consumismo produtivista, os problemas demográficos, e as revoluções políticas e sociais. A máquina não transformou somente a matéria-prima, mas também a sociedade e seus valores. Esta forma de sociedade persegue a eficiência, o que significa um aumento da produtividade a baixo custo. Ela é perversa e explora a mão de obra *ad nauseam*: é o capitalismo selvagem, que vigora no século XIX e nas primeiras décadas do século XX. Pior do que isso só trabalho escravo que imperou em certos períodos da história. O lema dessa fase é o seguinte: a maioria vive para trabalhar, muitos trabalham para sobreviver e poucos vivem do trabalho de muitos.

Nos diversos períodos da história da sociedade, o homem tem enfrentado jornadas de trabalho de 16 até 18 horas por dia, domingo a domingo durante quase o ano inteiro. Houve períodos da história, em que o indivíduo nascia para trabalhar, pois além da longa jornada de trabalho ele morria prematuramente e não dispunha de estatutos legais para gozar do seu período de descanso no fim da vida. Nesses períodos (feudalismo, mercantilismo, capitalismo selvagem) começa a haver um confronto das classes dominantes com a Igreja, pelo não respeito aos feriados religiosos e ao próprio domingo (dia de missa e descanso). Com a organização dos trabalhadores, começa a luta pela redução da jornada de trabalho e pela incorporação de outros direitos trabalhistas (férias remuneradas, aposentaria, colônias de férias, vale-transporte, fornecimento de cesta básica, espaço de lazer nos locais de trabalho). Mas, embora a jornada de trabalho venha sendo reduzida, na maioria dos países civilizados e hoje muitos países adotam jornadas de trabalho de 44 até 36 horas semanais, isto não significa tempo disponível para o lazer e o repouso. Muitos trabalhadores, para compor o orçamento da família, têm outro emprego e os trabalhadores urbanos passam boa parte do tempo nos serviços de transportes, que são lentos e precários nas grandes cidades.

Na história do trabalho humano distinguem-se, pelo menos, cinco grandes períodos: o artesanal, o agropastoril, o feudal, o industrial e o pós-industrial. No período artesanal, o instrumento de trabalho é o utensílio para caça e pesca, no agropastoril e feudal é a exploração do solo por máquinas rudimentares, no industrial é a máquina mais elaborada auxiliando o trabalhador; no pós-industrial é a máquina substituindo o homem. O mundo contemporâneo vive uma revolução tecnológica, com transformações rápidas e profundas de estruturas materiais e de valores consagrados. Paradoxalmente a sociedade tecnocêntrica é de alta produtividade, ao mesmo tempo que pode provocar o desemprego. O sonho da sociedade da abundância acabou se transformando em um pesadelo, porque uma parcela crescente da população encontra-se excluída do emprego e da distribuição de renda. A esperança depositada nos avanços tecnológicos vem frustrando as expectativas da sociedade, porque o aprimoramento das técnicas tem transformado milhões de pessoas em inúteis sociais.

A francesa Viviane Forrester, no seu livro *O Horror Econômico* (1996), expõe com dramaticidade a situação do cidadão-mundo: "Vivemos em um mundo onde o trabalho está desaparecendo. A evolução tecnológica provoca não apenas uma crise de emprego passageira, mas uma mudança de civilização para um mundo onde só uma minoria de indivíduos continuaria a ser realmente útil à produção e, portanto, útil a uma sociedade baseada na rentabilidade. Um desempregado, hoje, não é mais objeto de um afastamento temporário, ocasional. Ele é objeto de uma lógica mundial que supõe a supressão daquilo que se chama trabalho, vale dizer empregos." Como organizar uma sociedade, onde parte da população é inútil para a produção de bens e serviços? Forrester conclui que o desafio não é criar empregos, mas enfrentar uma verdadeira mudança na civilização. (Veja o Capítulo "Agonia da Cultura?").

O desemprego pode ser conjuntural (durante períodos de recessão) e/ou estrutural (pelos avanços tecnológicos e mudanças das estruturas sociais). De tal maneira que no mundo contemporâneo o desemprego não é somente quantitativo, mas sobretudo qualitativo. A incorporação de novas técnicas vai substituindo a mão de obra humana tanto nas "tarefas malditas" como nas "tarefas nobres." De modo que a requalificação do trabalhador, embora possa amenizar temporariamente a situação, não é uma solução. Houve uma época em que se sonhava com as utopias

62 ■ ENSAIOS NADA CONVENCIONAIS

tecnotrônicas ou computopias, nas quais as máquinas se encarregariam das tarefas malditas e as pessoas teriam mais tempo para o lazer e o descanso. Seria uma espécie de sociedade do ócio, sem sentimento de culpa. A propósito, Paul Lafargue, genro de Karl Marx, no seu livro *O Direito à Preguiça,* defende o ponto de vista de que, o trabalhador ao invés de reivindicar o direito ao trabalho, deveria reivindicar o direito ao lazer. Em certo trecho do livro, Lafargue diz: "Jeová... dá a seus adoradores o exemplo supremo da ociosidade ideal, após seis dias de trabalho, ele entrou em repouso por toda a eternidade."

Na sociedade pós-industrial ainda se trabalha muito e se cultiva pouco o ócio. A população mundial supera a marca dos 7 bilhões de habitantes, entretanto a população economicamente ativa (gente que trabalha) talvez ultrapasse de pouco a marca de 2 bilhões de pessoas. O restante é constituído por menores, idosos, doentes, deficientes físicos e/ou mentais, estudantes ou aprendizes em formação para ingressar no mercado de trabalho e, obviamente, os desempregados. Nesse universo humano heterogêneo encontra-se de tudo: indivíduos que só gostam de trabalhar, outros que só pensam em cultivar o ócio, aqueles que contrabalançam trabalho-e-lazer.

O *workaholic* é um viciado em trabalho, se orgulha de nunca gozar férias e fica tenso e ansioso quando cai no ócio. Esse tipo é trabalho-dependente. Talvez a compulsão para o trabalho signifique falta de imaginação para o lazer. Aliás, o filósofo Bertrand Russell, no livro *Elogio do Ócio,* afirma que uma das coisas mais difíceis é usar o ócio. Pode-se acrescentar que o ser humano que anseia pela imortalidade, se aborrece em uma tarde chuvosa de domingo. Parafraseando Oscar Wilde, pode-se dizer que ainda vivemos em uma época em que a pessoas trabalham tanto que acabam se tornando estúpidas.

Estamos vivendo em um mundo tecnicizado e em mutação rápida, em que se exige das pessoas eficácia, rapidez e racionalidade. Entretanto, estabelece-se um conflito entre a natureza humana, que aspira o sossego e a moderação, e o progresso que exige rapidez e eficácia. Esta sociedade da eficiência e dos prazos fatais é uma fábrica de neuróticos. A sua receita é: seja eficiente ou pereça. É preciso considerar que o homem, ao lado de *faber* e *sapiens*, é também *ludens.* De sorte que o seu projeto de vida, ao lado da vertente profissional, deve contemplar também a vertente lúdica.

Por outro lado, é preciso considerar que existe trabalho e trabalho. O trabalho criativo é gratificante, enquanto o repetitivo é quase um castigo. E isso fica claro no mito de Sisifo, que é uma metáfora do trabalho como castigo: é o indivíduo condenado a carregar uma enorme pedra para o alto de uma montanha e quando ele alcança o topo a pedra é rolada para baixo e a tarefa recomeça e recomeça, sem fim. Diz o humorista Millôr Fernandes: "Quem se mata de trabalhar merece mesmo morrer."

E o ócio? Como ele vem sendo encarado ao longo do tempo? O ócio e o lazer eram privilégios das classes dominantes (nobres e burgueses) que desfrutavam de jogos, caçadas, festas, bailes. Os plebeus deviam trabalhar e somente nas festas religiosas ou de fim de colheita gozavam de algum lazer.

E no mundo contemporâneo, qual o significado do ócio? Para os maníacos do trabalho, da eficiência e do acúmulo de bens materiais, o ócio é uma espécie de heresia. Para os maníacos do lazer, do cultivo do ócio e do prazer agora e sempre, o trabalho é uma espécie de punição. Eu diria que trabalho-e-ócio são atividades complementares e que é impossível desfrutar o ócio completamente, a menos que você tenha trabalho para fazer. Posso até afirmar que meu trabalho morre de ciúmes do meu ócio. Entretanto, há muito preconceito em relação ao ócio e existe até um ditado que diz: "O ócio é pai de todos os vícios."

Para muitos, ócio, preguiça e vadiagem têm uma conotação pejorativa, enquanto lazer ou distração contribuem para resgatar o significado positivo do comportamento ocioso. Para este tipo de visão apenas os aposentados teriam direito à inatividade. É o célebre *otium cum dignitate*, de que falava Cícero. Por outro lado, o ócio pode ser criativo e o filósofo Thomas Hobbes afirma no seu "Leviathan": "A ociosidade é mãe da filosofia." Para alguns privilegiados – artesões, artistas, cientistas, esportistas, performáticos etc., até mesmo a atividade profissional é um exercício lúdico. Entretanto, isto não significa que esses profissionais não sejam extremamente aplicados no seu trabalho.

Para o sociólogo italiano Domenico De Masi existe um ócio dissipador, alienante, que faz com que nos sintamos vazios, inúteis, nos faz afundar no tédio e nos subestimar. Em contrapartida, existe um ócio inteligente, criativo, que nos deixa em estado de graça com o mundo.

É preciso criar uma cultura para esse tipo de ócio. Talvez a solução seja mesmo um novo modelo socioeconômico, ou seja transformar o *homo faber* no *homo ludens*: mais lazer, mais férias. Às vezes é preciso adotar o estilo *dolce far niente*. Por enquanto somos dependentes do trabalho, tanto do ponto de vista econômico como cultural, mas a busca da utopia é legítima. Costumava dizer Oscar Wilde, um mapa do mundo que não inclua Utopia não merece uma olhada sequer, porque omite justamente o país em que a humanidade está sempre desembarcando. Diz um provérbio espanhol: *Hombre que trabaja pierde tempo precioso.*

APÊNDICE

O novo desafio Ludita*

Antes de mais nada, permitam-nos postular que os cientistas de computadores consigam desenvolver máquinas inteligentes que possam fazer todas as coisas melhores do que os seres humanos possam. Nesse caso, presumivelmente todo o trabalho será feito por vastos e altamente organizados sistemas de máquinas e nenhum esforço humano será necessário. Qualquer um dos dois casos poderia ocorrer: as máquinas poderiam receber a permissão de tomar todas as suas próprias decisões sem supervisão humana, ou o controle humano sobre as máquinas poderia ser conservado.

Se as máquinas tiverem a permissão de tomar todas as suas próprias decisões, não poderemos fazer nenhuma conjectura quanto aos resultados, pois é impossível adivinhar como essas máquinas irão se comportar. Só apontamos que o destino da raça humana estaria à mercê das máquinas. Poderiam argumentar que a raça humana jamais seria tola o bastante para entregar todo poder às máquinas. Mas não estamos sugerindo nem que a raça humana entregasse voluntariamente o poder para as máquinas nem que as máquinas tomassem o poder de sua vontade. O que sugerimos é que a raça humana poderia facilmente permitir a si mesma escorregar para uma posição de tamanha dependência das máquinas, que não teria escolha prática senão aceitar todas as decisões delas. À medida que a sociedade e os problemas que ela enfrenta se tornarem cada vez mais complexos e as máquinas cada vez mais inteligentes, as pessoas deixarão as máqui-

---

* Ludita: Membro do grupo de operários ingleses que, no século XIX, destruíram máquinas industriais, temendo o desemprego. Por extensão – Indivíduo que se opõe à industrialização intensa ou a novas tecnologias (Novo Aurélio – Século XXI), Nova Fronteira, Rio de Janeiro, 1999).

nas tomarem mais decisões por elas, simplesmente porque decisões tomadas por máquinas trarão melhores resultados do que as tomadas pelo homem. No futuro, podemos atingir um estágio em que os seres humanos serão incapazes de tomá-las de modo inteligente. Nesse estágio as máquinas terão o controle efetivo da situação. As pessoas não serão capazes simplesmente de desligá-las, porque estarão tão dependentes delas que desligá-las seria o equivalente ao suicídio.

Por outro lado, é possível que o controle humano sobre as máquinas possa ser conservado. Nesse caso, o homem médio pode ter o controle sobre certas máquinas particulares de sua propriedade, como seu carro ou seu computador pessoal, mas o controle sobre grandes sistemas de máquinas estará nas mãos de uma pequena elite – assim como já acontece hoje, mas com duas diferenças. Devido ao aprimoramento das técnicas, as elites terão maior controle sobre as massas; e, como o trabalho humano não será mais necessário, as massas serão supérfluas, um fardo inútil para o sistema. Se a elite for impiedosa, poderá simplesmente decidir exterminar a massa da humanidade. Se for humanitária, poderá usar a propaganda política ou outras técnicas psicológicas ou biológicas para reduzir a taxa de natalidade até que a massa da humanidade seja extinta, deixando o mundo para a elite. Ou, se a elite consistir de liberais de coração mole, eles poderão decidir desempenhar o papel de bons pastores para o resto da raça humana. Eles cuidarão para que as necessidades físicas de todos sejam satisfeitas, que todas as crianças sejam educadas sob condições higiênicas psicologicamente, que todos tenham um *hobby* decente para mantê-los ocupados, e que todos que possam ficar insatisfeitos sofram um "tratamento" para curar seu "problema." Naturalmente, a vida será tão sem sentido que as pessoas terão que sofrer um processo de engenharia biológica ou psicológica para remover sua necessidade de poder ou "sublimar" seu impulso de poder em algum *hobby* inofensivo. Esses seres humanos engenheirados poderão ser felizes em uma sociedade dessas, mas certamente não serão livres. Eles terão sido reduzidos ao *status* de animais domésticos.

Theodore Kaczynski**

** O signatário desse manifesto é [nada mais, nada menos] o tristemente célebre *Unabomber*, hoje um prisioneiro nos Estados Unidos. Kaczynski, um matemático por formação, escritor e ativista anticivilização, foi preso sob a acusação de terrorismo e condenado à prisão perpétua por sua participação em uma série de atentados à bomba que mataram três pessoas e feriram outras 23, entre cientistas, engenheiros e executivos.

9

Indústria Farmacêutica: Uma Abordagem Crítica

A análise do comportamento da Indústria Farmacêutica no mundo contemporâneo exige um preâmbulo. Em 1961, o general Dwight D. Eisenhower fez um discurso de despedida da presidência dos Estados Unidos, citando a influência nefasta do Complexo Militar-Industrial em seu governo. A expressão ficou consagrada e adquiriu uma conotação pejorativa. Por analogia, fala-se hoje do Complexo Médico-Industrial – que caminha sobre duas pernas: a Indústria Farmacêutica e a Indústria de Equipamentos Médicos. Esse Complexo Médico-Industrial, tendo como linha auxiliar a mídia (Complexo Médico-Industrial-Midiático), tem um gigantesco poder de manipulação sobre a corporação médica, sobre a sociedade e, até, sobre os órgãos governamentais. Vou explicitar melhor estes aspectos quando tratar do *marketing* da Indústria Farmacêutica (IF).

A IF cresceu muito com o desenvolvimento do capitalismo e, principalmente, com a crescente industrialização do setor químico. Por outro lado, o casamento da ciência com a tecnologia (tecnociência), particularmente no século XX, fez avançar a IF e as perspectivas são ainda mais animadoras com o desenvolvimento da biotecnologia, das drogas biológicas e da bioinformática. Mas, nem tudo são rosas. No texto a seguir, procura-se dissecar a IF nas suas múltiplas vertentes.

PESQUISA & DESENVOLVIMENTO (P&D)

Já há muito tempo que a IF faz pesquisa através de "ensaios clínicos." Esses ensaios têm início com uma etapa pré-clínica com o estudo de uma nova molécula em animais – depois de identificada em experimentação *in vitro* e demonstre potencial terapêutico. Os estudos em tubos de ensaio, células e computadores começam com milhares de substâncias. Mais de 90% das moléculas estudadas não passam dessa etapa, em virtude de atividade farmacológica insuficiente ou toxicidade importante para os animais de experimentação. De uma centena de substâncias selecionadas, uma ou duas seguirão adiante para testes em seres humanos. A etapa clínica é desdobrada em várias fases. Na Fase I é realizado um estudo inicial com humanos (20 a 100 sujeitos) para se testar a tolerabilidade da droga em voluntários saudáveis. Na Fase II é feito um estudo terapêutico piloto em pacientes (100 a 200 sujeitos). Na Fase III são realizados estudos multicêntricos em vários países (1.000 a 10.000 sujeitos) para se testar o valor terapêutico do fármaco, sua posologia, seus efeitos adversos. Esta fase deve incluir estudos comparativos com outros fármacos ou placebos. A Fase IV é um "estudo de compromisso" tendo como objetivo a farmacovigilância, após a aprovação e comercialização do produto. Esta é a fase de "capilarização" do uso do produto no mundo todo. Alguns medicamentos, depois de aprovados pelas agências reguladoras, demonstram efeitos adversos graves e têm que ser retirados do mercado. Esta fase geralmente é negligenciada pelos Laboratórios Farmacêuticos (LF).

Os LF são importantes nos testes clínicos – e menos nas descobertas fundamentais. Às vezes eles até empobrecem a pesquisa biológica. Os grandes LF mantêm quimiotecas – com moléculas que podem ser selecionadas por métodos informatizados para verificar se elas frutificarão na pesquisa clínica. É uma espécie de "química combinatória" que pode ser feita por computador – é a bioinformática. É a tentativa de encaixar a molécula no receptor como a chave que entra na fechadura (*drug-design*). Os ensaios clínicos não desenvolvem a criatividade e a autonomia dos pesquisadores. É uma espécie de ditadura das estatísticas. O modelo dos ensaios clínicos está esgotado? É difícil dizer! Por enquanto não há modelo alternativo. Os pesquisadores ficam encerrados na repetição das mesmas experiências, passando o tempo a se copiar uns aos outros. E o pior de tudo isso é que os executivos da IF controlam a pesquisa, não os médicos. A IF controla todas as fases de um ensaio clínico e, às vezes, os LF torcem os resultados de suas pesquisas. A agência americana *Food and Drug Administration* (FDA) exige, para a aprovação de um novo fármaco, dois ensaios clínicos com placebo. A IF costuma apresentar os ensaios com dados positivos e tende a ocultar aqueles com dados negativos. Por outro lado, os ensaios costumam ter curta duração. No caso, por exemplo, de certos antidepressivos a avaliação pode durar seis semanas, que não é um período adequado.

CUSTOS

Os custos de um novo fármaco, segundo a IF, superam 1 bilhão de dólares e podem atingir até 2 bilhões de dólares. É muito provável que estes custos sejam superestimados, para justificar o alto preço praticado na vigência da patente. Há quem afirme que os gastos não ultrapassam os 300 milhões de dólares. É possível que esta cifra esteja subestimada, porque a maturação de uma pesquisa clínica é longa e pode durar de 10 a 15 anos, além do que os LF investem em recursos materiais, recursos humanos e o investimento é de risco. As empresas privadas não são obrigadas a fazer auditorias externas, de sorte que é impossível ter uma cifra real desses custos. Outra questão, que será abordada mais adiante, é o gasto com o *marketing,* que se suspeita ultrapassa os gastos das fases dos ensaios clínicos.

Por outro lado, muitos fármacos pesquisados em centros universitários ou pelo poder público (NIH na América) caem no colo dos grandes LF que registram a patente e ganham bilhões de dólares. É emblemático o caso do AZT (zidovudina). A molécula da zidovudina foi sintetizada pela *Michigan Cancer Foundation* em 1964, entretanto foi descartada porque não se mostrou eficaz como fármaco antineoplásico. Alguns anos depois dois pesquisadores alemães descobriram a sua ação antiviral em camundongos. Em 1981, os primeiros casos de AIDS foram descritos nos Estados Unidos e em 1987, a Burroughs Wellcome patenteou o fármaco como antiviral no seu tratamento. Esse presente rendeu polpudos lucros ao laboratório, que fixou o custo do tratamento [na época] em 10 mil dólares/ano.

Os fármacos inovadores, que chegam ao mercado, quase sempre provêm de pesquisas financiadas com recursos públicos. Nos Estados Unidos quase todas são patrocinadas pelo *National Institute of Health* (NIH) e executadas em universidades, por pequenas empresas de biotecnologia ou pelo próprio NIH. Aqui pode ser citado o caso do tamoxifeno (antineoplásico) e da eritropoetina (hormônio produzido pelos rins). O caso do Glivec (mesilato de imatinib) é um pouco diferente – aqui o laboratório Novartis tinha patenteado a molécula [que ficou no limbo] até que um pesquisador, com recursos de NIH, descobriu sua eficácia na leucemia mieloide crônica. E assim acontece com muitos fármacos. Os LF nos Estados Unidos gozam de favorecimentos fiscais, da não regulação de preços e da longa duração das patentes. Não deixa de ser paradoxal: o preço dos remédios não é mais justificado pela sua eficácia, mas sim pelo engajamento econômico na pesquisa.

Existem também, as chamadas doenças negligenciadas (malária, hanseníase, doença de Chagas, esquistossomose, leishmaniose e outras doenças tropicais), mais frequentes nos países pobres e que pouco interesse despertam na IF. As pesquisas nesta área geralmente dependem de financiamento público.

PATENTES

Patente é a propriedade intelectual de uma invenção. Um inventor, ou uma empresa, pode registrá-la e explorá-la com exclusividade durante um período de tempo, até que ela caia no domínio público. Durante a vigência da patente o LF, sem competidores no mercado, impõe preços escorchantes aos usuários do mundo inteiro. Se outra empresa quiser comercializar o produto deverá pagar *royalties* à empresa detentora da patente. A proteção de uma patente na IF costuma durar 10 anos, mas pode chegar até 20 anos.

Quando está para esgotar a patente de um campeão de vendas, o LF usa de artifícios para prorrogá-la. Às vezes, uma patente é concedida ou prorrogada para novos usos de fármacos já no mercado, através de modificação da dosagem ou combinação com medicamentos antigos e, pasmem, até pela cobertura e cor das pílulas. O caso do Prozac (fluoxetina) é exemplar: ele foi lançado pelo Lilly como antidepressivo e se transformou (através de um *marketing* gigantesco) em mania mundial (prozacmania) e foi campeão de vendas [com o preço lá em cima] por muitos anos. Quando a patente estava para se esgotar, o laboratório solicitou uma prorrogação alegando uma ampliação na sua indicação – para tratamento da obesidade. Mais tarde, ainda, o Lilly lançou uma pílula roxa da fluoxetina de efeito prolongado (com o nome fantasia de Sepharan) para tratamento do transtorno de disforia pré-menstrual. De sorte que essas maquiagens permitem, muitas vezes, a prorrogação da patente e isso pode representar bilhões de dólares de faturamento para o laboratório. Também um grande laboratório pode pagar a um laboratório de genéricos para retardar o ingresso de algum concorrente do campeão de vendas. Ou então os advogados do laboratório, detentor da patente, podem questionar a entrada do genérico e este *imbróglio* jurídico pode adiar durante meses a entrada do genérico, o que proporciona lucros altíssimos ao LF.

Mudando um pouco o foco, no terreno das patentes, quero relatar um dos episódios mais vergonhosos da história recente da IF. Trata-se do escandaloso caso do tratamento da AIDS na África do Sul. Em 1998, os grandes LF mundiais apresentaram queixa contra a África do Sul, alegando que o seu parlamento tinha aprovado uma lei autorizando a importação de genéricos antiaidéticos ainda protegidos por patentes. O processo foi aberto, mas diante do escândalo e da revolta internacional, os LF recuaram e passaram a vender os antiaidéticos por 300 dólares/ano na África do Sul enquanto nos Estados Unidos o custo era de 10.000 dólares/ano. O governo brasileiro também, em 2001, quebrou a patente de vários medicamentos antiaidéticos.

MARKETING

É nessa área que o Complexo Médico-Industrial-Midiático deita e rola. Ele utiliza um sem número de artifícios, desde ostensivos até subliminares, para atingir seus objetivos. Reconheço que é muito difícil lutar contra o poder de manipulação do sistema, representado por esse Complexo.

O *marketing* da IF pode ser feito por diferentes canais: 1) Propaganda direta ao consumidor através dos meios de comunicação (mídia impressa, rádio, televisão, internet.); 2) Propaganda boca a boca aos médicos, em seus consultórios e nos hospitais; 3) Anúncios em publicações médicas e não médicas; 4) Matérias na imprensa leiga, veiculando assuntos de interesse da IF; 5) *Merchandising* – propaganda de modo ostensivo ou subliminar de um produto – expediente muito utilizado em filmes ou telenovelas; 6) Financiamento de encontros, simpósios ou congressos médicos pelo CMI, e aqui é a arena ideal para a manipulação de jovens médicos pelos formadores de opinião, que são os palestrantes patrocinados pela IF. Nesses eventos são apresentados os trabalhos financiados e balizados pela IF. Mesmo periódicos médicos de alto impacto recebem trabalhos financiados e controlados pela IF. Até revistas da importância do *Lancet* e *JAMA* já publicaram números especiais com trabalhos da IF, depois traduzidos em muitas línguas e fartamente distribuídos nos consultórios e hospitais de muitos países. O *marketing* pode estar disfarçado de Educação Médica (é aqui que mora o perigo). Os gigantes da IF não remuneram apenas os palestrantes, mas também os ouvintes. Os conflitos de interesse permeiam a relação médico/IF e muitas vezes essa relação é promíscua – o que vale dizer certos médicos caem na vida e fazem qualquer negócio. Muitos LF mantêm uma rede de apoio aos pacientes, que é um *marketing* disfarçado. Suspeita-se que os LF gastam mais com *marketing* do que com a pesquisa e desenvolvimento de um novo fármaco.

Criar novas doenças, ou rebatizar doenças antigas, é um comportamento cada vez mais frequente da corporação médica, incentivado pela IF e orquestrado por uma mídia deslumbrada. Sabe-se que é muito difícil traçar as fronteiras entre o normal e o patológico – principalmente para transtornos funcionais ou psiquiátricos. O diagnóstico fundamenta-se nos consensos de *experts*, geralmente elaborados pela Associação Americana de Psiquiatria, com grande aceitação no mundo inteiro. Entretanto, a psiquiatria não é o único ramo da medicina onde esses consensos são utilizados. Essas "camisas de força" estão presentes em todas as áreas da medicina: cefaleia, oncologia, doenças cardiovasculares, reumatologia, doenças imunológicas etc. Mas a fabricação de síndromes prospera principalmente na psiquiatria: fobia social (que é a prosaica timidez – é doença?), depressão recorrente breve, viciado em sexo, compulsão para jogar, para comprar, transtorno da disforia pré-menstrual. E cada uma dessas doenças (ou pseudodoenças) tem um míssil farmacológico para fulminá-la. A bíblia do psiquiatra, o DSM, sempre vem com uma nova versão mais encorpada. Inventaram também a tal menopausa masculina (andropausa): fadiga, libido rebaixada e depressão. Receitar testosterona é preciso. Parece que a diminuição fisiológica das taxas de testosterona, após os 50 anos de idade, protege o organismo contra o câncer de próstata.

Por outro lado, é importante dizer que o médico não deve ficar deslumbrado com os medicamentos de última geração – pois, às vezes, os medicamentos antigos são mais eficazes e de custo bem mais baixo. É exemplar o caso dos antiepilépticos: os antigos como o fenobarbital, fenitoína, carbamazepina, valproato de sódio etc. são ainda de 1ª linha, enquanto os de última geração são geralmente menos eficazes e de alto custo.

Há algumas décadas, um diretor do laboratório Merck Sharp Dohme revelou à revista *Fortune* que o seu sonho era não só tratar os doentes, mas também os saudáveis. Hoje se assiste a medicalização da sociedade, o que vale dizer o seu sonho se materializou. Tudo deve ser tratado: o luto, a separação conjugal, a reprovação em um concurso, a morte do cachorro de estimação e por aí vai. Os níveis de risco do colesterol estão baixando, os níveis pressóricos sanguíneos também, a taxa de glicemia em jejum para o diagnóstico do *diabetes mellitus* também etc. É preciso ficar em alerta máximo, fazer exames periódicos e naturalmente tomar remédios, muitos remédios!

Outro aspecto preocupante é o aumento espantoso do diagnóstico e tratamento de doenças mentais em crianças a partir dos dois anos de idade. Muitas crianças são tratadas em uma faixa etária não aprovada pelo FDA e os medicamentos utilizados podem determinar efeitos adversos graves. Também é preocupante a polifarmacoterapia em idosos, causando frequentemente iatrofarmacogenia.

Praticamente, quase todo o mundo ocidental adota o *American way of life*. O epicentro das vendas farmacêuticas situa-se nos Estados Unidos. Com menos de 5% da população mundial, esse país já representa cerca de 50% do mercado de medicamentos. O Brasil segue esse modelo.

Antes, a IF anunciava remédios para tratar doenças, agora anuncia também doenças para encaixar seus remédios. É preciso que o médico desenvolva um juízo crítico a respeito deste tema. É muito importante o papel das universidades na formação do médico com juízo crítico e também [seria desejável] um debate com a sociedade organizada sobre a política de medicamentos. Não resisto à tentação de uma frase de efeito: os jovens estudantes de medicina ingressam na faculdade como pontos de interrogação e saem com frases feitas na forma de consensos, *guidelines*, protocolos e outras que-tais – é preciso, também, ensinar esse pessoal a pensar e não só usar o piloto automático do cérebro.

PLACEBO

O uso do placebo nos ensaios clínicos é polêmico, mas não é essa a opinião de Brenann, que defende o uso do grupo controle com placebo: "A necessidade de maior eficiência nas pesquisas é um princípio de mercado e uma exigência da indústria farmacêutica para fazer face aos elevados custos e à enorme concorrência enfrentada no esforço de desenvolver novos produtos." É espantoso, nessa afirmação, a expressão "é uma exigência da IF o uso de placebo"! E prossegue o autor: "As propostas dos adeptos do uso sistemático do placebo, além disso conduziriam à maior internacionalização da pesquisa em seres humanos, por ser menos dispendiosa em países em desenvolvimento e porque seria possível, nesses países, obter consentimento para práticas que não são permitidas nos países de tradição anglo-saxã." Esse parágrafo reflete bem o comportamento da IF na área dos grupos-controle.

Os grupos-controle, nos ensaios clínicos, podem ser classificados em vários tipos: 1) Placebo-concorrente; 2) Tratamento ativo-concorrente; 3) Nenhum tratamento concorrente; 4) Estudo aberto com o fármaco ativo; 5) Estudo consecutivo com placebo-fármaco (*crossing-over*). O grupo placebo-concorrente é considerado padrão-ouro e o tratamento ativo-concorrente é a alternativa mais ética ao placebo. No Brasil, uma resolução do CFM Nº 1885/2008, estabelece: "É vedado ao médico participar de pesquisas envolvendo seres humanos utilizando placebo, quando houver tratamento disponível já conhecido." Essa resolução me parece ética e moralmente adequada. Entretanto, esse assunto ainda é polêmico e vem merecendo debates por parte de entidades médicas em todo o mundo.

GENÉRICOS

A IF está em crise com a entrada dos genéricos no mercado. Isto significa que após expirar a patente, o fármaco cai no domínio público e qualquer LF pode comercializá-lo. Muitas multinacionais farmacêuticas já ingressaram no mercado dos genéricos, mas elas não estão confortáveis, pois a sua meta é maximizar os lucros – o que significa vender medicamentos protegidos por patente. Os grandes LF têm que se adaptar a essa nova exigência do mercado; o ideal seria que a proteção da patente tivesse menor duração. O capitalismo envolve riscos, de sorte que as empresas têm que mostrar eficiência cada vez maior. Uma estratégia, "para superar a crise", foi a fusão de LF (Novartis, Sanofi-Aventis, Glaxo-Smith Kline etc.). Outra distorção da IF, além de seus lucros abusivos, é a remuneração de seus altos executivos que recebem bônus anuais milionários.

LOBISTAS

A IF mantém um exército de lobistas junto ao Congresso Americano e muitos LF contribuem generosamente nas campanhas eleitorais americanas. Em 2005, quase 300 lobistas profissionais da IF – um para cada dois membros do Congresso – trabalhavam em Washington.

AGÊNCIAS REGULADORAS

O FDA é referência para o mundo inteiro, porque é lá (EUA), que as coisas acontecem. A Agência Nacional de Vigilância Sanitária (Anvisa) também se espelha lá. Há muita pressão da IF, da mídia e da própria sociedade para a aprovação de um fármaco [em ensaio clínico] no tempo mais curto possível. E mesmo o FDA não tem estrutura para agilizar o processo. Às vezes, fármacos são aprovados sem uma avaliação mais rigorosa e sem estudos comparativos.

BIOTECNOLOGIA

As pequenas empresas de biotecnologia são formadas com espírito acadêmico, com foco na pesquisa, mas acabam se impregnando das regras da economia de mercado. Enfim, o objetivo dessas novas empresas é de se tornarem os grandes laboratórios de amanhã. Elas atuam, principalmente, no campo das macromoléculas e dos hormônios.

GENÉTICA

Os programas de farmacologia racional têm suas limitações – eles não se envolvem com reações biológicas intermediárias e não têm capacidade para encontrar as causas últimas das doenças e as ferramentas para atacar essas causas. A genética é a esperança de avanços na área terapêutica, visando as causas primeiras. Entretanto, após 15 anos de decodificação do genoma, a terapia gênica ainda é uma promessa. Cada gene interage com dezenas ou centenas de outros e muitas doenças são poligênicas, além do que o papel dos fatores ambientais é também importante e genes patológicos podem ligar ou desligar durante a vida de um organismo. Só agora começa-se a entender alguns mecanismos da epigenética. De modo que a genética no campo terapêutico é ainda uma frustração. Pignarre disse, com ar de deboche: "A IF sonhava com uma nova revolução – e o algoritmo seria o DNA fabrica o RNA, que fabrica as proteínas, que fabricam a grana" (Philippe Pignarre – Le grand secret de l'industrie pharmaceutique. La Découverte/Poche, Paris, 2004).

Não podendo intervir no gene defeituoso, o alvo passa a ser a proteína. Ao invés de uma genômica, parte-se para uma proteinômica, com todas as limitações que isto representa. Que novas terapêuticas a genética permitiu descobrir? Praticamente nada, a não ser a obtenção de certos medicamentos, como a insulina por exemplo, agora também obtida por métodos genéticos (DNA-recombinante) e agora na área dos biológicos (com os ratos transgênicos). Outra conquista importante, na área da oncologia, é estudar o perfil genético do tumor para traçar estratégias de tratamento através da quimioterapia e/ou radioterapia.

FÁRMACOS BIOLÓGICOS

O fármaco biológico é feito de substâncias produzidas ou extraídas de um organismo vivo, enquanto os convencionais são obtidos por síntese química. Hoje existe uma guerra biológica na área farmacêutica: os grandes LF procuram manter as suas patentes e impedem os "genéricos" de chegar ao mercado. O correspondente ao "genérico" do fármaco biológico é o chamado biossimilar. A aprovação dos biossimilares poderá reduzir o custo do tratamento, particularmente na área da oncologia e doenças do sistema imunológico.

EPÍLOGO

A IF tem remédio? Qual a saída? Eu não tenho a resposta e acho que ninguém tem! Contudo algumas medidas poderiam sanear [em parte] a IF e outras poderiam neutralizar as suas ações nefastas: 1) Os LF deveriam se envolver mais na produção de medicamentos inovadores e menos em medicamentos de imitação; 2) Os ensaios clínicos deveriam ser transparentes e não ser totalmente balizados pelo pessoal da IF; 3) A duração das patentes deveria ser menor; 4) Os LF são verdadeiras caixas pretas e informações importantes sobre P&D, custos e *marketing* são mantidas em sigilo; 5) Os LF deveriam ter um maior engajamento nas pesquisas de novos medicamentos para tratamento das doenças negligenciadas; 6) As agências reguladoras deveriam ser mais rigorosas na aprovação de novas drogas ou travestidas de novas pela maquiagem; 7) As drogas novas deveriam ser comparadas com fármacos antigos, nos ensaios clínicos; 8) Os LF deveriam ser responsáveis por estudos de farmacovigilância após a aprovação da droga; 9) É preciso incentivar as pesquisas de resultados (ciência aplicada) nos centros universitários de excelência; 10) Deve-se procurar desenvolver um saber crítico nos estudantes de medicina e nos jovens médicos durante o treinamento na residência, particularmente no que concerne a uma política de medicamentos; 11) Procurar excluir os gigantes da IF da educação médica.

O grande problema da parceria acadêmica com a IF é que esta exige o segredo dos ensaios clínicos realizados e dos resultados obtidos. Como conciliar o modelo acadêmico, fundamentalmente desinteressado, do modelo da IF, cujo objetivo é maximizar os lucros não importando os meios utilizados. É inegável que a IF e a formação médica necessitam de uma profunda reforma, Entretanto, neste mundo globalizado e caótico isto me parece uma utopia. Enquanto aguarda-se a "Utopia Farmacêutica", é desejável que cada médico atue com responsabilidade, ética e espírito crítico.

10

A Arte do Beijo

Vivemos em um mundo de sensações e procuramos intensamente todos os estímulos que nos proporcionem prazer. Desde o prazer fisiológico (como comer, beber ou fazer sexo) até o prazer refinado, modulado por fatores psicológicos e culturais (como se extasiar com a nona de Beethoven ou apreciar um quadro de van Gogh). O ser humano é regido pelo "princípio do prazer" e ele está equipado, em seu cérebro, com uma verdadeira máquina de prazer cujo estímulo desperta situações gratificantes.

O beijo, como sensação, talvez represente a mais forte carícia amorosa entre dois seres apaixonados. Como teria se originado o beijo? Platão expõe em "O Banquete", através do diálogo de vários oradores, diversas concepções de amor. Em um jantar na casa de um poeta, os comensais intervêm fazendo apologia do amor. Em certo trecho, Aristófanes relembra o mito segundo o qual, no início, os seres eram duplos e constituídos de três gêneros, um composto de duas partes masculinas, outro de duas partes femininas, e outro misto. Em represália à arrogância desses nossos ancestrais, Zeus os separou em duas metades, que, a partir daí, erram pelo mundo e se procuram. O amor é o desejo dessa metade perdida de nós mesmos. Talvez seja mesmo! Pelo menos, é a tentativa do Ser de restaurar a sua unidade original. E a fusão física dos corpos começa com o beijo e culmina com o encaixe dos seres no ato sexual. E o ato simbólico da restauração dessa unidade vai além... Segundo Diane Ackerman, o sexo é a intimidade em seu grau mais elevado, é o tato em seu mais alto nível, e como paramécios duas pessoas "engolem-se." Brincamos de devorar-nos mutuamente, digerindo um o outro, bebendo os fluidos do outro. Assim, os beijos, as bocas úmidas e seus líquidos desejos. No ato sexual dos humanos ocorrem manifestações até simbólicas para destruir o parceiro, tipo mordidas, apertos, arranhões, gemidos... Em certas espécies animais chega a consumar-se a destruição do parceiro durante ou após a cópula (o sacrificado é sempre o macho, porque a fêmea deve seguir com a procriação) – o macho pode ser até devorado pela parceira. Na espécie humana, fala-se em comer a parceira. E o ritual simbólico do "canibalismo sexual" começa pelo beijo; é o caráter antropofágico do amor.

Existem muitas teorias para explicar a origem do beijo. Teria começado como um farejar amistoso? Ou teria, o beijo na boca, se originado nos povos primitivos, da intenção de fundir a alma dos parceiros através do ar quente que escapava de suas bocas? Segundo algumas correntes de etologistas, teria surgido da alimentação boca a boca, que naturalmente envolvia importante contato lingual e mútua pressão bucal. Esse tipo de alimentação é observado também nos pássaros e nos chimpanzés. Nos humanos, a alimentação boca a boca entre a mãe e o filho, enquanto pequeno, é praticada nos mais diversos tipos de cultura. Os papuas alimentam seus filhos com comida previamente mastigada. A hipótese do beijo com os lábios ou com a língua como uma forma ritualizada de alimentação é reforçada pelo comportamento dos namorados de trocarem guloseimas enquanto se beijam. O livro indiano do amor *Kama Sutra* ensina os amantes a armazenar vinho na boca e a repassá-lo com os lábios à pessoa amada. Mas ao se aceitar a origem do beijo como um gesto ritualizado de alimentação, que herdamos dos nossos antepassados primatas, seria de esperar este tipo de comportamento em todos os povos da Terra. Entretanto, isso não ocorre. O hábito do beijo é desconhecido entre as comunidades primitivas da Terra do Fogo, Nova Zelândia e Taiti e ainda entre os esquimós, os somalis... Também algumas tribos africanas e brasileiras, cujos membros mantêm os lábios esticados, mutilados ou ornamentados, não cultivam o hábito do beijo.

É inquestionável que o beijo é um potente excitante da sexualidade. Desde o beijo na boca, que sela o contato entre duas mucosas altamente sensíveis, até o beijo que mapeia as zonas erógenas do corpo (orelha, pescoço, mamilos, partes pudendas). É o beijo libidinoso, uma espécie de centelha que acende a fogueira do desejo ou a alimenta. Na expressão jocosa do para-choque de um caminhão: "Beijo não mata a fome, mas abre o apetite."

O primeiro beijo romântico é um acontecimento. Habitualmente, ocorre na adolescência e acende intensamente uma área cerebral com repercussões variadas: o coração se acelera, as mãos suam, as pernas tremem e as glândulas ficam em um estado de alerta máximo com secreção de humores vaginais, penianos... Ocorre uma verdadeira tempestade neurovegetativa!

O beijo gozava de má reputação até há algum tempo, o ato beirava o escândalo e tinha uma conotação pecaminosa. Tem até uma música do compositor Bororó, denominada "Da cor do pecado" que, em certo trecho, diz: "Esse beijo molhado, escandalizado, que você me deu,/tem sabor diferente que a boca da gente jamais esqueceu." Mas a sociedade é dinâmica e os costumes mudam ao longo do tempo, hoje o beijo perdeu essa conotação, sendo um hábito rotineiro. O beijo sensual, no estilo ocidental, foi muito difundido no mundo moderno graças ao cinema. Alguns beijos tórridos e arrebatadores ficaram célebres. Talvez muitos se lembrem do beijo de Burt Lancaster em Deborah Kerr no filme "A um passo da eternidade." O correto é falar do beijo trocado entre os atores, porque deve haver uma perfeita sintonia entre os parceiros no ato de beijar. O beijo no cinema [e agora também na TV] com frequência representa o clímax do comportamento amoroso do par romântico. E esse *happy-end* agrada à plateia de *voyeurs* (quase todos nós). Se já houve época em que o beijo em público (ou nos meios de comunicação) era um verdadeiro escândalo e punha a censura em alerta, hoje é um comportamento aceito na maioria dos países do mundo civilizado.

O beijo, então, é um dos principais representantes da sensualidade humana. Às vezes, os apelos eróticos, particularmente na mulher, são explicitados pela simples exibição, de modo lânguido, da língua. Mas nem sempre o beijo tem esse significado e Grillprazer escreveu uma poesia que deixa isso claro: "Nas mãos beija o respeito./A amizade na testa./ Nas faces a satisfação./O amor profundo na boca." Também Ariano Suassuna, no seu "Romeu e Julieta", tem uma fala para o beijo: "Julieta – O que é isto? Sem pudor, eu já me deixo beijar? Romeu – Existe um só remédio para aliviar o pudor: é repetirmos o beijo, agora com mais calor!" As assim chamadas donzelas recatadas apresentam o tal comportamento do não querer querendo. Tem até um ditado inglês que diz: "Uma donzela inteligente é a que sabe recusar um beijo, sem se privar dele."

Mas o código do beijo sofre variações e beija-se por costume, respeito, educação ou mera formalidade. É preciso considerar que o beijo foi incorporado ao nosso repertório gestual com o significado de saudação. Os rituais de saudação são muito variados, dependendo da cultura considerada. Os esquimós costumam saudar com esfregação de narizes. O tipo de comportamento do esfregar de narizes deve ser interpretado como um beijo olfativo, como um farejar amistoso. Encontramos a saudação com o nariz também entre os lapões, waikas, malásios, em Madagascar, na Nova Guiné e na Polinésia. Flora Davis, no seu livro, *A Comunicação Não Verbal* (Summus, 1979), descreve um tipo de saudação em determinada região do Japão: "... entre os Ainus de Yeso, quando um rapaz encontra a irmã, ele lhe toma as mãos por alguns instantes, depois segura-a pelas orelhas, emitindo então o tradicional grito Ainu. Segue-se ainda um roçar de faces e ombros. Se isso pode parece ridículo aos olhos de um ocidental, imaginem a reação de um Ainu diante de duas amigas brasileiras que, ao se encontrarem, se tocam duas vezes de leve no rosto ao mesmo tempo que beijam o ar.

Na parte egípcia do Sudão, é costume beijar-se a palma da mão antes de a estender a outra pessoa. O tradicional beija-mão, costume requintado no chamado mundo civilizado, não é exclusivo de nossa cultura. Os barotses, da África do Sul, para cumprimentarem-se tocam-se com as mãos e beijam-nas. Em algumas culturas beijam-se os pés de um dignitário, em sinal de respeito submisso. Maria Madalena beijou os pés de Jesus. Na Páscoa há um cerimonial religioso em que o Papa lava os pés de gente humilde ou detentos e depois beija-os. Em cartas, na antiga Espanha, era usual terminar de modo formal com a sigla QBSP (*Que Besa Sus Pies*) ou QBSM (*Que Besa Sus Manos*).

Já foi dito, certamente por uma feminista, que o homem rouba o primeiro beijo, implora pelo segundo, exige o terceiro, recebe o quarto, aceita o quinto e suporta os demais. Isto significa que, quando a convivência de um casal torna-se uma rotina, o beijo transforma-se em um mero gesto burocrático. Uma fonte dos Estados Unidos, que são o país das estatísticas, revela que os maridos que beijam as esposas, ao se despedirem toda manhã, vivem cinco anos mais do que aqueles que não o fazem! A fonte não esclarece o que acontece com as esposas.

Alguns animais geralmente lambem os seus donos (particularmente o cão) ou os seus filhotes em um gesto de afeição. Entre os homens, o beijo nem sempre tem esse significado e pode, mesmo, significar um ato dissimulado de traição, hipocrisia ou de simples bajulação. O

82 ■ ENSAIOS NADA CONVENCIONAIS

exemplo mais eloquente de traição foi o beijo de Judas em Jesus após a Última Ceia. Na Máfia, o beijo pode ser o gesto indicativo do desafeto a ser eliminado: é uma espécie de beijo da morte.

Embora o beijo seja fundamentalmente um ato de contato, com intensa fruição tátil, gustativa e olfativa, hoje é cultivado também o hábito do beijo à distância. É o costume de enviar beijos pelo ar ou então de imprimir os lábios pintados em um papel de carta, como fazem as jovens apaixonadas. É uma espécie de beijo postal. Hoje é mais comum postar a foto nas redes sociais com o gesto de beijo.

Nem sempre o destinatário do beijo é um(a) parceiro(a) ou um animal de estimação. O ser humano pode beijar tudo: amuletos, ícones religiosos, os dados antes de serem lançados, a bandeira do país ou do clube esportivo do coração, o chão da pátria... O papa João Paulo II cultivava um gesto que se tornou uma tradição: costumava beijar (em um gesto simbólico), ao desembarcar, o solo do país visitado. Nesses casos, o beijo tem significados diversos: respeito, religiosidade, afeto, sorte, patriotismo.

Os antigos romanos costumavam dar o último beijo em um moribundo com a intenção de capturar sua alma. A propósito, na antiga Roma, o latim registrava três palavras para definir o beijo: *osculum*, significando beijo de amizade (na face); *basium*, significando beijo apaixonado (na boca); *suavium*, significando beijo com ternura e suavidade. A língua alemã registra trinta vocábulos diferentes para nomear o ato de beijar; tem até uma palavra, *Nachkuss*, empregada para todos os beijos que ainda não foram nomeados. Nos Estados Unidos fala-se no beijo de desdém: quando um americano (sem papas na língua) está zangado com alguém grita: "Beije meu traseiro."

Desde o *Kama Sutra*, o primeiro manual de sexo do mundo, até hoje muitos livros foram escritos com exemplos de beijos sensuais e recomendando técnicas para beijar e fazer amor. Penso que este tipo de literatura nem sempre é necessário, porque fazer amor é uma arte que nunca se aprende e sempre se sabe. É claro que os refinamentos culturais na arte do amor são sempre bem-vindos. Entretanto, os homens de ciência do mundo contemporâneo têm a pretensão de explicar todos os fenômenos humanos ou de descrever seus mecanismos. Com frequência, sentimentos ou fenômenos transcendentais são reduzidos a fórmulas químicas ou equações matemáticas. Esses reducionismos são meios simplórios. Hoje se fala, por exemplo, na química do amor em que este sentimento altamente elaborado seria explicado pela liberação de certos neurotransmissores no cérebro. Estava carregado de razão o sábio Machado de Assis quando, através de um personagem do conto "O Espelho", disse: "A melhor definição de amor não vale um beijo de moça enamorada."

11

A Arte e o Engenho
da Mentira

Há algum tempo atrás, assistindo a um debate político na televisão, a coisa esquentou quando um dos debatedores chamou um seu opositor de mentiroso. O bate-boca se generalizou até que alguém, com bom senso, retomou a palavra e ponderou: "Todos nós já mentimos. Quem disser que nunca mentiu ou é santo ou mentiroso"! Palavras sábias! Apenas resta saber em que circunstância o indivíduo mente e que tipo de mentira ele perpetra. Mentimos por conveniência ou para proteger alguém, por motivos nobres ou por interesses inconfessáveis. É a mentira-nossa-de-cada-dia.

A realidade é que vivemos em um universo de ambiguidades e contradições e seria utópico pretender construir um mundo de verdades cristalinas. Além de utópico, seria insípido. Com muito acerto disse o poeta Mário Quintana: "Quem nunca se contradiz deve estar mentindo." Mentimos até mesmo para nós (é o autoengano), de tal modo que vivemos com as nossas certezas, as nossas crenças... Além disso, tratamos com indulgência os nossos defeitos e superestimamos as nossas qualidades. Mas a vida sem o autoengano seria tediosa e perderia o seu encanto.

A galeria dos mentirosos é imensa (mentiroso ocasional, contumaz, consciente, inconsciente), assim como os tipos de mentira (mentiras inocentes, religiosas, médicas, altruístas, utilitárias...). Embora seja um hábito universal, o manejo da mentira não é fácil e seu exercício exige arte e engenho. Assumindo o papel de "mentirologista" vou tentar traçar o perfil dos mentirosos que cruzam nossos caminhos.

Dois amigos franceses se encontram, cada um com o seu cão. "Ah", diz um deles, "que animal inteligente é o meu Nero! A ele falta apenas a palavra! Imagine você que, outro dia, eu deixei cair uma moeda de dois euros no lago e ele imediatamente mergulhou e a trouxe de volta! "Isso não é nada" atalhou o outro. "Também deixei cair uma moeda de dois euros no lago. Que fez o meu Calígula? Mergulhou em seguida e trouxe-me um belo peixe e um euro de troco"! Estes tipos de mentiras inocentes, na mesma linha das histórias de pescadores, são comuns e dão tempero à vida. Entretanto, muitos outros tipos de mentira rolam na relação entre os homens: malévolas, cabeludas, úteis, utilitaristas etc. Já a tipologia do mentiroso comporta alguns modelos diferenciados. Vou iniciar com o mentiroso que inventa a sua verdade, uma espécie de mitomaníaco. Esse comportamento, quando é compulsivo, pode ser um indicador de personalidade psicopática. E dependendo do grau do desvio do comportamento isso pode ser danoso para a sociedade. Curiosamente, certos mitomaníacos apresentam uma faceta exibicionista – o desejo de chamar a atenção, às vezes, é mais forte que o desejo de enganar.

O mentiroso jocoso consegue imprimir uma certa graça ao seu discurso e, deste modo, transforma um assunto chato em divertido. O praticante deve ter um certo grau de inteligência e imaginação para não transformar a mentira em uma chanchada. Um bom exemplo, é a afirmação – atribuída ao cantor Tim Maia: "Eu não fumo, não bebo, não jogo e não cheiro. Só minto de vez em quando."

Existe também a figura do mentiroso *light*. É aquele indivíduo que, de modo involuntário, ao reconstruir um fato pretérito dá uma maquiada na narrativa. A recuperação das lembranças de um evento remoto nem sempre é fiel e habitualmente é uma reconstrução que, dependendo da imaginação de cada um, vem enxertada de elementos não ligados ao evento referido. É por isso que se diz que quem conta um conto aumenta um ponto. Neste caso, a dimensão da mentira depende da imaginação do narrador. E o excesso de imaginação, na figuração poética, é um delírio da memória. Afinal de contas, o que é a mentira? Segundo Byron, apenas a verdade fantasiada.

Já a mentira profissional exige vários desdobramentos, desde a mentira piedosa praticada pelo médico diante de um paciente com quadro grave até a mentira cínica praticada pelo espião a favor de seu país ou de sua empresa. São práticas moralmente aceitáveis no estrito cumprimento do dever profissional. No mundo da espionagem vale tudo e há uma verdadeira engenharia de tramas, intrigas e mentiras. Tudo dentro das convenções. No mundo dos negócios vale a "esperteza" até os últimos limites. É a mentira utilitarista. No mundo dos jogos de azar o logro e o blefe estão institucionalizados. O modelo exemplar é o jogador de pôquer. Nesta esfera cabe também a mentira punho-de-renda, praticada pelo pessoal do corpo diplomático. É uma missão espinhosa, tanto que Henry Wotton diz que um embaixador é um homem enviado ao exterior para mentir pelo bem de seu país.

A mentira pode adquirir um certo *status*. É o caso da mentira sofisticada apoiada em números ou embasada em argumentos científicos. Diz um ditado que os números não mentem jamais. Pode-se contra-argumentar: mas os mentirosos fabricam números. Segundo Disraeli, há três tipos de mentira: as pequenas mentiras, as grandes mentiras e as estatísticas. De sorte que as mentiras apoiadas em números dão estatística na certa.

A fraude no meio científico é muito mais comum do que se imagina. Um exemplo marcante de fraude científica é a do psicólogo inglês Sir Cyril Burt, a propósito de seus estudos sobre a hereditariedade da inteligência. Suas conclusões, publicadas em meados do século passado, indicavam que a inteligência, mensurada pelos testes de QI, era fundamentalmente hereditária e estava relacionada com a classe social. Certas políticas educacionais, na época, foram balizadas por esses estudos. Mais tarde, após a morte de Burt, seus trabalhos foram criticados e ele foi acusado de manipular dados em favor de sua hipótese. Até hoje não se sabe se a impostura foi deliberada ou inconsciente. Também nos ensaios clínicos, realizados pelos laboratórios farmacêuticos, não é incomum a ocultação dos resultados negativos quando dos estudos comparativos das drogas (Veja neste texto: Indústria Farmacêutica: abordagem crítica).

Mais frequente, ainda, é a mistificação usando argumentos pseudocientíficos. É o caso da angelologia, astrologia, cientologia, ufologia etc. Nesse terreno, mais forte do que os argumentos do emitente é a capacidade de acreditar do destinatário. Não há reflexão crítica sobre a mensagem recebida. A maioria das pessoas está receptiva para acreditar, não para pensar.

A mentira na política é moeda corrente. Inspirado nos políticos poder-se-ia escrever um alentado tratado sobre mentirologia. Certos políticos mentem tanto que até o contrário do que eles dizem é mentira. A imprensa usa até a metáfora do Pinóquio (crescimento do nariz do mentiroso notório) para caricaturar importantes figuras da política brasileira. É por isso que a imagem do político se deteriora no dia a dia e contribui para a falta de credibilidade dos políticos diante da sociedade. Eles mentem e enganam o tempo todo, de tal modo que há um descompasso entre o seu discurso e a sua ação. Mas a mentira tem pernas curtas e mais depressa se pega um mentiroso do que um coxo. Também na área da marquetagem política, a mentira prospera. Os marqueteiros, verdadeiros ilusionistas, usam a empulhação e a manipulação para conquistar os eleitores. Aqui a mentira atinge o seu auge, por ser extremamente sofisticada com seus filmes, seus jingles e mensagens subliminares. O marqueteiro que dá certo elege o seu candidato e pode até adquirir o *status* de ministro do governo eleito. Caso emblemático é o do marqueteiro João Santana, uma espécie de quadragésimo ministro do governo Dilma Rousseff e conselheiro da presidente nas horas boas e nas horas más. A marquetagem política começou nos Estados Unidos quando o general Dwight Eisenhower, candidato a presidente, contratou uma agência de publicidade em 1952, para a realização de sua campanha com a inserção de *spots* televisivos. Era o início da venda de um candidato como um produto de consumo, como o sabão em pó por exemplo.

O grande Proust dizia que a primeira vítima da guerra é a verdade. Nesse período provoca-se um ruído nas informações com o objetivo de escamotear a verdade. Quando uma fonte oficial desmente uma notícia, provavelmente ela é verdadeira. Com certa frequência a leitura, nesses casos, deve ser feita ao contrário. O Estado, mesmo em tempos de paz, tem suas verdades oficiais (ou mentiras relevantes) no "interesse da população." A distopia orwelliana (1984), ao manipular os cidadãos com a ajuda da "novilíngua" ("guerra é paz", "ódio é amor"), transformava mentiras em verdades. A orquestração da mentira tem sido utilizada pelo poder dominante, não só na ficção mas também na vida real, para cooptar a sociedade aos seus desígnios sinistros (Hitler, Franco, Stalin, Mao Tsé-tung, Fidel Castro...). Era o lema do ministro da propaganda da Alemanha nazista: "Nós não falamos para dizer a verdade, mas para obter um determinado efeito."

A mentira transuda por todos os poros e a literatura não constitui exceção. Nas autobiografias, por exemplo, o autor vai construindo a sua verdade com muita autoindulgência. Com frequência ocorre a cumplicidade da verdade com a fabulação. É compreensível, a plástica nas memórias serve (entre outros propósitos) para resgatar a autoestima. É muito recente no Brasil a polêmica das biografias não autorizadas, em que o biografado impugnava a publicação do livro.

Felizmente prevaleceu o bom senso e a justiça autorizou as biografias, antes impugnadas. Agora o escritor goza de plena liberdade e não precisa escrever uma biografia edulcorada.

A arte da mentira é praticada particularmente nos meios jurídicos. No mundo do júri existe [até mesmo] o ritual do juramento. O depoente, de modo solene, jura dizer a verdade, somente a verdade, nada mais do que a verdade. Sempre há o risco do perjúrio e arma-se toda uma estratégia nos tribunais (por parte de advogados e promotores) para interrogar os réus e as testemunhas no sentido de confundi-los para que a mentira oculta venha à tona. Muitas vezes, as testemunhas e o réu são orientadas pelo advogado de defesa para declarar apenas a "verdade conveniente" e ocultar os dados comprometedores. Em qualquer circunstância [e principalmente no tribunal] o mentiroso consciente tem que ser um bom ator. E esse desempenho depende não só das palavras mas também da atividade gestual. Se as palavras servem para ocultar o pensamento, a expressão corporal se encarrega, às vezes, de explicitá-lo. As mentiras podem ser decodificadas por meio de estratégias no interrogatório dos depoentes, de provas coligidas cientificamente e de métodos tecnológicos (detectores de mentira). Não se pode mentir impunemente, e mesmo as pequenas mentiras podem disparar um alarme em alguma obscura área cerebral, o que determina descargas de impulsos nervosos e/ou secreção de algum tipo de neuro-hormônio. A expressão biológica desse fenômeno é uma cascata de modificações orgânicas na condutibilidade elétrica da pele, no ritmo cardíaco e na respiração, de modo similar ao que ocorre em certos tipos de tensão emocional. Isso significa que a espécie humana internalizou certos preceitos morais, cuja ruptura não deixa de ser traumática do ponto de vista emocional. É claro que o detector de mentiras registra o descontrole emocional (e não a mentira propriamente dita), sendo portanto um método com sérias limitações. A ressonância magnética funcional ainda é um método controverso para detectar mentiras. Segundo alguns pesquisadores, por ocasião da mentira, acende uma região no córtex pré-frontal – entretanto, este achado não é um consenso na comunidade científica.

A mentira ganha forças nos meios de comunicação. A imprensa, por vezes, se paramenta com a toga de magistrado e age como a Rainha de Copas de "Alice no País das Maravilhas": primeiro condena e depois julga. É o poder tirânico da imprensa no mundo contemporâneo: ela condena, absolve, promove linchamento moral e, até, assassinato civil de suas vítimas. Para muitos jornalistas tudo o que é provável é verdadeiro e a imprensa, às vezes, estupra a verdade. E o jornalista Wolinski radicaliza: "Os jornalistas não dizem a verdade, mesmo quando eles a dizem."

Alguns tipos de mentira são muito convenientes – é a mentira pragmática. É aquela mentirinha repassada pela secretária, quando estamos com serviço atrasado, de que não estamos. Diz-se até que, em certas circunstâncias, é preferível uma pequena mentira a uma grande explicação.

O complexo verdade/mentira deu um nó até na cabeça dos lógicos. Na Antiguidade, o cretense Epimênides criou um impasse ao afirmar: "Todos os cretenses são mentirosos." O modelo do conceito é paradoxal. Se alguém afirma "Eu sou mentiroso" e se o que diz é verdade, conclui-se que a afirmação é falsa; e se o que diz é falso, conclui-se que a afirmação é verdadeira. Que *imbróglio!*

E a publicidade também dá as suas mancadas? Em uma frase: é o mundo das mentiras. Quando a propaganda não é ostensivamente enganosa, tenta confundir os consumidores. Segue, mais ou menos, aquele lema cínico: "Se você não puder enganá-los, confunda-os." De tal modo que a publicidade é altamente manipuladora, no sentido pejorativo que esta palavra embute. Ficar alerta, é preciso.

A mentira também tem o seu lado lúdico e, às vezes, se transforma em um jogo aceito pelo corpo social. O 1º de abril é considerado o dia da mentira e, nesse dia, o mentiroso em potencial dá asas às suas fantasias.

Muitos outros aspectos fascinantes poderiam ser abordados: a mentira e a criança; a mentira entre os cônjuges. Quem mente mais: o homem ou a mulher? É ético (ou moral) mentir em defesa do cliente em uma instância jurídica?

Para concluir, nada mais adequado do que esta pérola de Mark Twain: "A verdade é a coisa mais valiosa que temos. Vamos economizá-la." Este poderia ser um bom mote para um congresso de mentirosos. Já para Faulkner, um escritor é alguém visceralmente incapaz de dizer a verdade. É por isso que escreve ficção.

E uma advertência final aos praticantes contumazes da mentira: quem mente muito precisa ter uma boa memória.

12

O Brasil Profundo e o Sistema Público de Saúde

Os últimos 60 anos têm testemunhado profundas transformações em todas as esferas da atividade humana. Vivemos na era da impermanência, em que os avanços científico-tecnológicos, que se sucedem com espantosa rapidez, causam tal impacto nos fenômenos sociais que muitas vezes geram situações caóticas ou mesmo conflitantes no relacionamento humano. A euforia e o "oba-oba" diante dos progressos materiais prostram muitos diante das máquinas, em uma atitude fetichista de meros adoradores de ídolos materiais. A atenção dos indivíduos está voltada sobretudo para objetos e não para o ser humano. A revolução dos meios de comunicação por meio de sua principal arma que é a manipulação, faz dos cidadãos comuns meros robôs. E os avanços médicos são o prato de resistência da mídia deslumbrada.

Efetivamente os meios de comunicação nos bombardeiam diariamente com os prodígios da medicina, criando uma nova mitologia: a doença sob controle. A medicina contemporânea, balizada pelo complexo médico-industrial (indústria de equipamentos médicos/indústria farmacêutica) e ancorada na biologia molecular, vem avançando de modo acelerado em todos os campos. A tecnologia médica tornou o homem transparente mediante o estudo das imagens do seu interior e ainda permite ver o homem pelo avesso, por meio de procedimentos endoscópicos com microcâmeras. O que antigamente eram apenas técnicas diagnósticas vêm se tornando, cada vez mais, procedimentos terapêuticos (radiologia intervencionista, cirurgias laparoscópicas, colocação de próteses endovasculares.). Esse avanço exponencial provoca um *frisson* não só no meio médico, mas também na sociedade – e a "escatologia científica" passa a imperar.

Por outro lado, há um descompasso entre avanços médicos e assistência médica de qualidade. Existe uma brecha entre a "medicina científica" e as necessidades dos pacientes. Outro viés da medicina contemporânea é o modelo médico adotado pela "medicina oficial." O modelo é biológico (ou biocêntrico), o corpo humano é considerado uma máquina, que pode ser analisada em suas diferenças peças, e a doença é encarada como um mau funcionamento de mecanismos biológicos. Em linhas gerais, esse modelo (priorizado nas escolas médicas) adota o seguinte figurino: 1) O doente como objeto; 2) O médico como mecânico; 3) A doença como avaria; 4) O hospital como oficina de consertos. É só seguir o manual. Mas os doentes não devem ser submetidos a camisas de força mecanicistas. É preciso entender que o homem adoece de suas condições biológicas, psicológicas, sociais, culturais e ambientais. Esse modelo biológico, amparado na tecnologia, tornou a prática médica segmentada, com o superdimensionamento das áreas especializadas. A exaltação da explicação científica e os avanços técnicos acabaram determinando a atomização do conhecimento. Essa pulverização do conhecimento tornou o médico generalista inseguro e, muitas vezes, mero triador de casos para os especialistas. Por seu lado, o especialista só assume a responsabilidade sobre o "órgão doente de sua área." É mais ou menos como se o paciente fosse "o seu pulmão", o "seu estômago" ou coisa que o valha. A consulta com vários médicos acaba corrompendo a relação médico-paciente, configurando-se neste caso "a trama do anonimato." Regra de ouro: é preciso que o doente saiba o nome de seu médico, tanto em um sistema público bem gerenciado como nos serviços médicos conveniados. Deve ser a sua referência.

Há, enfim, deterioração crescente da medicina artesanal (anamnese/exame físico) e supervalorização dos exames complementares e atos médicos técnicos. De sorte que o cenário hoje é de uma medicina de pareceres especializados e de natureza hospitalocêntrica. Esse modelo, além de elevar os custos, é de baixa eficiência para um sistema de saúde abrangente. Vejam o que afirma o médico Alvan Feinstein: "A anamnese, o procedimento mais sofisticado da medicina, é uma técnica de investigação extraordinária; em pouquíssimas outras formas de pesquisa científica o objeto investigado fala.

Por outro lado, é o doente que deve estar no centro do sistema e não a doença. Diz-se que o bom observador é aquele que enxerga a floresta, a árvore e a folha. A porta de entrada do sistema de saúde não deve ser o hospital (a não ser para as emergências) e o médico generalista deve ser a referência para o primeiro atendimento. Infelizmente essa é uma espécie em extinção.

De qualquer modo, vivemos em uma era privilegiada, pois temos uma ciência que substitui um órgão doente por um sadio, que manipula genes, nos proporciona esperanças de drogas efetivas contra o câncer e a AIDS, que nos acena com os primórdios de uma medicina regenerativa de tecidos com o manejo das células-tronco embrionárias. Medicina robótica, terapia gênica, implantes de próteses artificiais, procedimentos diagnósticos preditivos, fármacos inteligentes... Para onde caminha a medicina? Certamente nos avanços caminha bem, mas um discurso triunfalista da medicina só se justifica quando essa excelência proporcionar um sistema público de saúde bem gerenciado e atendendo bem a população.

Na área assistencial, alguns até se questionam se não estamos caminhando rumo a uma antimedicina. Seria este o caos de transição, ao qual sucederia uma nova medicina do paciente? O modelo se esgotou? É temerário fazer uma previsão, mas o que está pior pode piorar! Por enquanto observa-se até mesmo uma brecha no relacionamento médico generalista/médico especialista. O corpo médico vai se tornando, na linguagem de Franck-Brentano, uma imensa torre de Babel em que cada especialista fala a sua língua, mais ou menos hermética a seus colegas. Para remediar essa "babelização" e proporcionar maior entrosamento entre médicos de várias áreas, seriam recomendáveis reuniões gerais nos hospitais, além de educação médica continuada para médicos generalistas.

A saúde pública representa um desafio para os governos do mundo inteiro. Diz-se que governar é decidir o que fazer e depois fazer o que se decidiu. Entretanto, o diabo está nos detalhes. Em um exercício de macroanálise vou equacionar o que um sistema público de saúde (SPS) deve contemplar para servir bem aos seus usuários. Segundo a OMS, oito componentes são essenciais na atenção primária à saúde: 1) Educação nos métodos de prevenção; 2) Promoção de boas condições alimentares e nutricionais; 3) Abastecimento de água e saneamento básico; 4) Proteção maternoinfantil e planejamento familiar; 5) Vacinação contra as principais doenças infecciosas; 6) Prevenção e controle de endemias locais; 7) Tratamento prioritário das afecções mais importantes; 8) Fornecimento de medicamentos essenciais. A estes postulados, elaborados na reunião de Alma-Ata (Rússia) em 1978, pode-se acrescentar, nos dias de hoje, a prevenção e o combate às doenças sexualmente transmissíveis (particularmente a AIDS e a sífilis), a luta contra o alcoolismo, o tabagismo e as drogas ilícitas, a luta contra a obesidade, o combate ao câncer, a assistência ao idoso, programas de saúde mental, além do empenho na segurança do trabalho.

O fenômeno mais notável nos últimos 60 anos, em todos os países desenvolvidos, é o crescimento das despesas com a saúde. Algumas determinantes são apontadas para justificar a explosão dos custos médicos: a utilização, cada vez mais frequente, de procedimentos técnicos de alta e média complexidades, realizados em hospitais ou clínicas especializadas. É o caso da diálise, colocação de próteses artificiais, transplantes de órgãos, radioterapia, quimioterapia, disseminação das Unidades de Terapia Intensiva, radiologia diagnóstica e intervencionista, o superdimensionamento na utilização de exames complementares... Enfim a prática de uma medicina tecnocêntrica e superespecializada que virou rotina.

É complicado comparar sistemas de saúde dos diferentes países, isto porque as condições sanitárias são diversas, bem como outras variáveis (estrutura econômica, educação do povo, aspectos culturais, extensão territorial). Um sistema de saúde deve dispor de recursos materiais e ser eficiente. Lamentavelmente não é o que ocorre com o SPS na maioria dos países. Embora os recursos financeiros sejam necessários, eles – por si só – não garantem um bom sistema. É praticamente impossível estender ao conjunto da população uma medicina de alto requinte tecnológico e extremamente onerosa (e nem é necessário, como será exposto adiante). E o exemplo vem de um "peso pesado": os Estados Unidos da América contemplavam [até 2002] a área da saúde com 13,6% do seu PIB, o que representava algo em torno de 1,5 trilhões de dólares/ano. O modelo americano, de alto custo, destinava mais de U$ 4.000 *per capita* e nem por isso o sistema era eficiente. O sistema praticamente "quebrou" e o problema caiu no colo do presidente Barack Obama que, a duas penas, vem promovendo uma reforma no sistema de saúde americano (*Obamacare*).

O sistema inglês, proporcionado pelo NHS (*National Health Service*) é de natureza pública e garante aos usuários o acesso gratuito aos serviços de saúde. O *General Practitioner* (GP) é o elemento nuclear do sistema. Os GP agem nos serviços ambulatoriais e são uma espécie de porta de entrada do sistema (*gatekeepers*). Cada GP tem cadastrado um certo número de famílias. Na era Tatcher algumas pequenas modificações foram introduzidas, mas na sua essência o sistema continua o mesmo. Também lá o sistema tem sido julgado de menor eficiência quando comparado ao sistema privado. Também o SPS de outros países desenvolvidos (Austrália, Canadá, França, países escandinavos) funciona a contento.

O Sistema Único de Saúde (SUS) do Brasil, criado pela Constituição Federal de 1988, apresenta algumas semelhanças com o sistema inglês. O SUS contempla três objetivos básicos: universalidade, integralidade e equidade. Universalidade significa que todos os cidadãos podem ter acesso ao sistema; integralidade (abrangência) afirma que a saúde do cidadão é o resultado de múltiplas variáveis, incluindo o emprego, renda, acesso à terra, serviços de saneamento básico, acesso à qualidade dos serviços de saúde, à educação. Equidade afirma que as políticas de saúde devem estar orientadas para a redução das desigualdades entre os indivíduos e grupos populacionais. Entretanto, as palavras não são mágicas e os simples enunciados de princípios, teoricamente corretos, não garantem a efetivação desses propósitos na prática. O médico e político Sérgio Arouca costumava retratar a saúde pública no Brasil de modo pessimista (ou seria realista?): "No verão tem dengue, no inverno tem meningite, se há enchentes tem leptospirose, de vez em quando tem cólera e o ano inteiro tem hanseníase, mal de Chagas, leishmaniose, esquistossomose, malária... e fraudes." A propósito, enquanto escrevo este texto (janeiro, 2016) o nosso país está em plena temporada de quatro epidemias (dengue, febre chikungunya, vírus zika e vírus H1N1), refletindo o caos no setor e a ausência de políticas públicas de saúde articuladas e de longo prazo. O sistema entrou em colapso. Reconheço que implantar políticas públicas de saúde em um país da extensão territorial do Brasil não é tarefa fácil. O nosso país é um mosaico de estruturas geoeconômicas e com desníveis de IDH imensos em suas diversas regiões. Mas é preciso que o poder público incorpore o Brasil profundo dos grotões, das populações ribeirinhas, das caatingas, do cerrado... na esfera da saúde. O governo municipal, mesmo com todas as suas deficiências é o único que chega, embora de modo precário, ao Brasil profundo. O Brasil tem 5.600 municípios e mais da metade deles têm menos de 50 mil habitantes. Esses municípios podem arcar com a atenção básica à saúde e estruturas regionais (hospitais, centros de investigação diagnóstica, ambulatório médico de especialidades) poderiam ser criadas nos municípios maiores para atendimento intermunicipal. E para isso é preciso um choque de gestão no SUS no que respeita à parte burocrático-administrativa e à perseguição de objetivos que contemplem não apenas resultados quantitativos, mas procurem atingir metas de qualidade no atendimento. Por outro lado, o médico deveria ingressar no SUS através de concurso e deveria ser criado um plano funcional de carreira, onde a meritocracia fosse privilegiada através da produtividade e eficiência. Também deveria ser proporcionada ao médico uma educação continuada e que um sistema de avaliação fosse implantado. O sistema não privilegia a atenção básica à saúde, que bem estruturada e bem gerenciada pode ter uma capacidade resolutiva de mais de 80% dos problemas de saúde da população. O atual modelo apresenta sérias distorções ao privilegiar o atendimento em nível secundário e terciário e os atos médicos de média e alta complexidades. As unidades básicas de saúde, que devem ser a porta de entrada do sistema, padecem de vícios estruturais e funcionais (os profissionais são mal formados, os salários são baixos, as condições de trabalho são precárias, a regionalização do atendimento nos grandes centros não funciona). O sistema é um caos e continuam as filas e humilhações aos usuários. Às vezes, as situações são dramáticas e um exemplo eloquente disso ocorre na área de oncologia, que exige diagnóstico precoce e a agilização do tratamento. Não é o que acontece em muitos casos: ou o paciente morre na fila de espera (o agendamento de uma consulta com um oncologista pode demorar muitos meses ou até um ano) ou, por ocasião do atendimento, o câncer já está em um estágio avançado e o tratamento pode ser ineficaz. E mesmo quando o diagnóstico do câncer ocorre em tempo hábil aí começa o drama para iniciar o tratamento adequado. A demora para a realização de um procedimento ortopédico eletivo, por exemplo, pode demorar anos. O sistema, além de ineficiente é perverso. O SUS deve ter uma estrutura piramidal, de sorte que a atenção primária configure a base da pirâmide e a atenção secundária e terciária ocupem as faixas intermediária e o vértice da pirâmide respectivamente. Não é o que acontece porque a atenção básica à saúde é uma espécie de patinho feio do sistema. A mídia quase nunca repercute o que acontece no atendimento ambulatorial, mas está diariamente cobrindo as situações dramáticas nos hospitais públicos ou conveniados. Nos grandes centros urbanos cada

Unidade Básica de Saúde (UBS) deveria contar com uma equipe multiprofissional constituída por um clínico geral, pediatra, ginecologista/obstetra, ortopedista e cirurgião geral – nos pequenos centros urbanos, a UBS deve contar com um médico generalista, pelo menos. Uma espécie de gargalo ocorre na feitura dos exames complementares; a espera é longa e muitas vezes o médico da UBS se sente compelido a encaminhar o usuário para etapas posteriores do atendimento. A solução seria criar uma rede mais extensa de Centros de Investigação Diagnóstica para agilizar o atendimento.

Até o mundo mineral sabe que a saúde é subfinanciada em nosso país. O financiamento da saúde no sistema inglês advém do setor público, principalmente dos impostos, com uma pequena contribuição do sistema de seguridade social. O SUS conta com fontes semelhantes. Entretanto, no Brasil, uma parcela dos trabalhadores vive na informalidade e, portanto, não contribui para a Seguridade Social. Dados do *Global Health Observatory Data Repository,* mantido pela OMS, revelam que, do grupo de países com modelos públicos de atendimento de acesso universal, o Brasil era em 2013, o que tinha a menor participação do Estado (União, Estados e Municípios) no financiamento da saúde. O governo gasta R$ 3,89/dia por habitante na área da saúde (jornal Medicina – Conselho Federal, 2016). Há problemas graves no financiamento e na fiscalização e conflitos de competência se estabelecem entre a União, os Estados e os Municípios. A saúde pede socorro e há que assegurar recursos para ela, mesmo que seja através do aumento da carga tributária. A sociedade brasileira tem de decidir, através de seus representantes no parlamento, se quer financiar a saúde pública de modo universal e inclusivo. É preciso, também, repensar a integração do sistema público com o privado. Como diz Gonzalo Vecina: " O SUS poderá, por exemplo, continuar sendo o responsável pela área de alta complexidade, mas financiado pelo setor privado."

Além da falência material do sistema público-assistencial, a prática médica tornou-se fria, mecânica e perdeu aquele toque humano. É preciso praticar a medicina da pessoa. Enquanto o usuário dos serviços de saúde não souber o nome do seu médico é porque o sistema é de baixa qualidade. Se bons sentimentos não bastam para fazer uma boa medicina, não há medicina sem bons sentimentos. Alguém aí é contra?

98 ■ ENSAIOS NADA CONVENCIONAIS

13

A Dor e a Natureza Humana*

O conceito de dor é extremamente diversificado e depende da ótica de cada um: para o médico é um problema de vias e centros nervosos, para um teólogo representa um problema transcendental, para o paciente significa sofrimento, para um grande pecador pode representar culpabilidade e expiação... Entretanto, o fenômeno é muito mais complexo e tem que ser multidimensionado, tanto nas suas determinantes, como nos seus mecanismos e na sua representatividade. A dor pode ser de natureza estrutural (pela presença de lesão), disfuncional (pelo mau funcionamento episódico de órgãos, aparelhos ou sistemas) e mista.

A dor está presente em todo mundo animal, Entretanto, no ser humano o fenômeno ganha novos matizes através da sua modulação psicológica, filosófica e cultural. O homem, com sua inteligência e criatividade, construiu um mundo absolutamente singular. O mundo do conforto, dos prazeres materiais e busca alcançar a sociedade utópica da ausência de dor. Embora o homem seja um gigante do ponto de vista intelectual, ele é um pigmeu do ponto de vista emocional. O que significa que ele lida mal com as emoções e os nossos piores inimigos são as nossas emoções mal-administradas.

DEFINIÇÃO DE DOR

Como definir dor? Definir dor é uma tarefa quase impossível, aliás as definições, de modo geral, constituem verdadeiras camisas de força dos conceitos. Mas, para começar a entender o fenômeno é importante ter um ponto de referência. Dor é uma experiência subjetiva

---

* Conferência Magna proferida no dia 18/10/2002 (Dia do Médico) na Faculdade de Ciências Médicas da Santa Casa de São Paulo e adaptada para este texto.

desagradável, tanto do ponto de vista sensorial como emocional. O prazer e a dor prestam-se muito pouco à expressão conceitual, pois não são conhecimentos, mas experiências subjetivas. André Gide escreve em "Frutos da Terra": "É-me indiferente ler que as areias da praia são quentes, quero que os pés descalços tenham essa sensação." Nesta perspectiva, não haveria nada a dizer sobre as afeições, ter-se-ia tão somente que vivê-las. Malebranche dizia: "Ninguém pode sentir minha própria dor."

Por outro lado, o neurologista brasileiro Álvaro Lima Costa pondera: "Teólogos, filósofos, médicos, psicólogos diligenciam debalde na tentativa de definir a sensação dolorosa, que é de veemente subjetividade e intimamente relacionada a circunstâncias várias, imponderáveis à análise. Conhecemos parâmetros físicos e químicos do distúrbio, dispomos até de instrumental para quantificar a sensação (algesiômetros ou dolorímetros), ampliamos a cada momento nossas informações sobre a neuranatomia, a fisiologia, a farmacologia e a terapêutica da dor, mas ainda não se encontrou quem a retratasse de modo radical ou lhe retratasse em termos definitivos. Na verdade, a dor é uma opinião e, como tal, impregnada de elementos subjetivos, emoções e vivências."

FUNÇÃO DA DOR

Embora a manifestação dolorosa imponha sofrimento ao ser humano, ela representa um sinal de alerta no sentido de proteção ao organismo – e por ser uma função importante do organismo ela é tão protegida do ponto de vista biológico. Principalmente a dor aguda tem a função de proteger contra agressões mórbidas ou outras agressões do meio ambiente. Por exemplo, se o indivíduo coloca inadvertidamente a mão em um objeto muito quente, imediatamente – sem ter consciência do fato – ele a retira. Mas apesar de a dor aguda geralmente servir a um propósito útil, muitas vezes ela é danosa ao organismo e deve ser prontamente debelada. Algumas formas de dor aguda são de tal intensidade que podem desregular o sistema nervoso autônomo levando a uma perda da consciência; são as síndromes de colapso-algésico (síncope da dor). Esse fenômeno pode ocorrer na cólica renal. Quando a dor persiste e se torna crônica, ela pode ser inteiramente inútil, e passa a impor ao padecente e seus familiares graves tensões físicas e emocionais e à sociedade um importante impacto econômico. Entretanto, mais importante que os custos materiais é o seu custo em termos de sofrimento humano. Além do que muitos destes pacientes estão expostos a tratamentos de risco: efeitos adversos de medicamentos, dependência de narcóticos, operações mutilantes e nem sempre exitosas...

A dor aguda ao sinalizar que algo não vai bem no organismo é produto de um sistema nervoso saudável, enquanto a dor crônica é inútil, sendo produto de um cérebro doente. Em outras palavras, a dor aguda é um sintoma ao passo que a dor crônica pode se transformar em uma doença.

Muitas dores crônicas inexplicáveis, que aparentemente não dependem de lesão nervosa, podem resultar de um bombardeio [por estímulos] dos centros que lidam com a dor no cérebro o que determina uma sensitivação central e uma hiperalgesia. Um exemplo emblemático é a fibromialgia – uma espécie de gripe que nunca acaba e que tem como sintomas cardinais dores musculares generalizadas, fadiga e depressão.

De sorte que, a dor prolongada e não tratada, pode reprogramar o sistema nervoso central, causando mudanças patológicas no cérebro e medula espinhal que, por sua vez, causam mais dor. O quadro pode caminhar para uma progressão e cronificação. É o fenômeno da sensitivação provocando dor persistente, já mencionado.

ASPECTOS BIOLÓGICOS

Além das vias e centros nervosos conhecidos que veiculam e modulam a dor, é preciso considerar que o nosso organismo é profundamente dialético e quando um estímulo doloroso o agride, ele tem uma sabedoria imanente, isto é, aciona recursos intrínsecos para combater a dor. Ele está equipado com um sistema de percepção da dor (sistema ascendente), centros no sistema nervoso central que processam a dor e um sistema de modulação da dor (sistema descendente). O sistema de modulação da dor (sistema endógeno de analgesia) pode ser mobilizado em várias circunstâncias, principalmente na situação de estresse agudo. É o mecanismo analgesia-estresse-induzida. É o caso do rato que vai para a boca da serpente praticamente imobilizado. Ocorre neste momento uma descarga de substâncias químicas do sistema de analgesia, o que torna menos doloroso o sacrifício do animal. Nós sabemos que este sistema de supressão da dor elabora substâncias morfina-símile (endorfinas), que proporcionam um certo grau de analgesia. Quando este sistema é bloqueado por uma substância química (naloxona), o sofrimento do rato é muito maior. A descoberta deste sistema de analgesia é um dos capítulos mais fascinantes da medicina moderna. Já foi dito que todo mundo nasce com um sistema para desligar a dor. Isto não ocorre com outras patologias – doença de Parkinson, por exemplo. No caso da dor, nós sabemos que o sistema está lá, mas não temos ainda o controle dos botões. Desligar um sistema inteiro da maneira que a anestesia geral faz é muito mais simples do que tentar desligar apenas o sistema de dor, porque os centros que lidam com a dor estão muito disseminados pelo encéfalo e as redes são múltiplas para mudar de rota quando uma delas é desativada.

O *biofeedback* convencional pode treinar indivíduos para controlar os batimentos cardíacos, a temperatura corporal e até o ritmo da atividade elétrica do cérebro. Poderia o indivíduo ser treinado para ativar o sistema de modulação da dor? Só os avanços médicos e o tempo poderão responder a esse questionamento.

A tolerância à dor sofre influência de vários fatores: idade, gênero, etnia, nível de instrução, aspectos culturais, religiosos etc. E o exemplo a seguir é bem ilustrativo disso. Há diferenças dos receptores opioides dos homens e das mulheres. Existem três tipos de receptores opioides, mas os principais são o *mu* e o *kappa*. Parece que as mulheres têm menos receptores *mu,* de sorte que devem receber mais opioides que atuem nos *kappa*. Outro exemplo, o afroamericano tem uma tolerância menor à dor do que o branco americano. São fatores de natureza biológica influindo no fenômeno doloroso.

ASPECTOS CULTURAIS

A natureza dotou o ser humano com um cérebro privilegiado capaz de modular a experiência dolorosa de modo diferenciado. A pura dor-sensação dos organismos inferiores passa pelo estágio de dor-percepção, ultrapassando assim a sua função meramente biológica e protetora para se revestir de dispositivos do tipo "recompensa" e "punição" que desempenham um papel importante na elaboração de modulações comportamentais. No ser humano, a dor tem acesso ao mundo dos conceitos de sorte que ela se reveste de uma dimensão cultural – ela é influenciada por crenças, atitudes, experiências anteriores, conhecimento e significado simbólico atribuído à queixa dolorosa, entre outras. É muito eloquente o significado metafísico e moral da dor na fundação do mundo cristão. Diz Santo Agostinho (o principal representante do pensamento cristão na Idade Média): "O homem foi concebido em pecado, nasce entre fezes e urina, através de dores atrozes..." É preciso dizer mais? Por aí se começa a entender o mau gênio da dor! Efetivamente, o fator cultural modula a dor e um exemplo bem ilustrativo é a dor do parto. Lembro-me de um fato marcante durante meu estágio em obstetrícia: enquanto a mulher japonesa, integrada aos seus costumes dá à luz sem um gemido, a mulher brasileira de baixo estrato social, durante o trabalho de parto, geme, grita e se desespera, invocando Deus o tempo todo. O substrato biológico da dor do parto é o mesmo: contração das fibras uterinas. Entretanto, as pessoas são diferentes do ponto de vista psicológico, filosófico e cultural. De sorte que só a biologia não explica a dor.

Ainda, no que se relaciona aos aspectos culturais da dor, é interessante relatar os ritos de iniciação em certas sociedades tribais. Para que os membros jovens da tribo sejam considerados adultos, eles devem se submeter a provas físicas geralmente contundentes. Nesses ritos de passagem há quase sempre uma prova física de natureza dolorosa: extração ou incisão de dentes, depilação, tatuagem, circuncisão, mutilação genital, escarificação da língua... Essas provas de sofrimento físico são encaradas com certa naturalidade, porque à maturidade do corpo deve corresponder a maturidade do caráter, e o adulto deve demonstrar que está apto a enfrentar as dores do mundo. É impensável esse tipo de ritual para povos de outras culturas, o que acarretaria imensos sofrimentos físicos e sérios traumas emocionais. A dor, em certas culturas, é vista como uma fraqueza e é preciso demonstrar um comportamento estoico nesses ritos de passagem. Quem assistiu ao filme "Um homem chamado cavalo" há de se lembrar das provas contundentes a que o homem branco (protagonista do filme) foi submetido para ser aceito como integrante da tribo apache. É inaceitável que o mundo civilizado tenha que conviver ainda com essas práticas primitivas e bárbaras.

ASPECTOS PSICOLÓGICOS

O homem não é somente um ser que sofre, mas sobretudo um ser que sabe que pode sofrer, enfim é um ser que se preocupa, que tem angústias e expectativas. São as metarrepresentações. Lidar com a dor e as emoções talvez sejam tarefas das mais difíceis impostas ao ser humano. O fenômeno doloroso pode ser influenciado por determinados tipos de emoção ou sentimento. Dependendo da forma de emoção e do contexto em que ela aparece, a dor pode ser exacerbada ou atenuada. Assim emoções negativas (tristeza, medo, ansiedade) podem exacerbar a dor, enquanto uma emoção positiva – euforia acompanhada de excitação – pode inibir ou atenuar a dor. Quando nós sentamos na cadeira do dentista já estamos sentindo *paura* e esse medo pode intensificar a dor. No outro extremo, pode-se citar casos de experiências traumáticas sem a integração do fenômeno doloroso. É o caso do soldado que no fragor da batalha é capaz de atos heroicos mesmo gravemente ferido ou do futebolista, que mesmo seriamente lesado, prossegue na jogada para marcar o gol e só depois acusa a dor.

Sofrimento e dor podem andar juntos, mas são sentimentos diferentes. Assim eu posso estar sofrendo, mas não tenho dor física. O luto exemplifica bem esse estado. É uma espécie de "dor na alma." A medicina fez grandes avanços para combater a dor, mas ainda carece de recursos para combater o sofrimento.

O ser humano vive dentro de uma existência pendular, alternando sentimentos como prazer-desprazer, felicidade-infelicidade, alegria--tristeza. Durante o coito os parceiros às vezes se mordem ou utilizam de outras formas de agressão, misturando o prazer à dor. Também quando se vivência um sentimento prazeroso como o amor ou a paixão, ele apresenta momentos de desconforto. Pode-se dizer que o amor, ao lado de suas delícias, tem seus efeitos colaterais. Não sem razão este sentimento inspirou o grande poeta português Luiz de Camões: "Amor um fogo que arde sem se ver/ferida que dói e não se sente/contentamento descontente/dor que desatina sem doer..."

ASPECTOS RELIGIOSOS

A crença, a fé e a religiosidade podem também modular a dor. É o faquir que se deita sobre um leito de pregos, é o místico que caminha sobre um tapete de brasas, são os santos mártires da Igreja Católica que suportavam dores atrozes, é o fanático religioso que se autoflagela até o corpo ficar coberto de chagas. As antigas tradições religiosas da dor voluntária ainda resistem em alguns cantos do mundo contemporâneo. Elas estão presentes nas comemorações filipinas da Páscoa, nas quais todo ano se pregam voluntários na cruz diante de multidões entusiasmadas. Também em celebrações na Índia e na Malásia os peregrinos mortificam a carne pendurando no peito anzóis com pesos ou enfiando espetos de metal na bochecha e na língua, e dizem não sentir dor.

Dizem os estudiosos que a dor sagrada é centralizadora télica porque é interpretada como tendo uma finalidade (propósito do indivíduo), enquanto a dor secular (da tortura, por exemplo) é descentralizadora télica – ela pode deixar marcas profundas naqueles que sobrevivem.

Há os que acreditam que a dor crônica não é inteiramente inútil; e alguns até admitem que o sofrimento é redentor, outros acham que o sofrimento e a dor contribuem para o aprimoramento do espírito. Há, até, os que proclamam que a arte só é grande quando criada na dor. Refere o crítico de arte Elie Faure que o genial Miguel Ângelo passou 53 dolorosos meses na imensa nave da Capela Sistina, deitado sobre trapos, sozinho com o seu pão e a sua moringa e ali meio cego e irresoluto, embriagado de pensamento e cansaço produziu mais de dois mil metros quadrados de pura obra-prima. Teria sido possível a ele ter pintado o caos e a harmonia, Deus e o homem, com tal emoção e genialidade, sem ter sofrido esses padecimentos?

HOMO DOLOROSUS

O psiquiatra Thomaz Szasz chamou a atenção para um tipo de indivíduo propenso à dor, que ele denominou de *Homo dolorosus*. Trata-se, na maioria das vezes, de dor crônica intratável sinalizando que o sofredor deseja, consciente ou inconscientemente, representar um papel doentio. Muitos de nós sofremos de um certo sentimento de autopiedade – basta um prosaico resfriado para entupirmos os ouvidos de nossa *entourage* com as nossas queixas. Este é o ponto: o aspecto bizarro do quadro traduzindo uma relação promíscua de certas pessoas com a dor. Algumas pessoas têm pudor de admitir causas emocionais para explicar sua dor; elas têm bloqueios e recusam este tipo de causa. Outras ignoram a linguagem patológica corporal (enxaquecas, retocolite ulcerativa, fibromialgia) de problemas emocionais irresolvidos.

A dor, com certa frequência, ingressa em uma esfera psicológica com desdobramentos os mais variados. Às vezes, representa uma barganha visando ganhos materiais ou afetivos. Por exemplo, compensação pecuniária (através do recebimento de um benefício médico), parar de trabalhar, deixar de lavar a roupa da família, recusar relações sexuais com o parceiro (que não compreenderia ou não aceitaria outras explicações), punir um membro da família. É uma espécie de jogo da dor. Aqui toda dor quer ser contemplada: do contrário não teria sentido. Essas pessoas não respondem aos tratamentos convencionais para a dor e, na maioria dos casos, uma abordagem psicológica se impõe.

PALAVRAS FINAIS

Se devemos rejeitar uma visão místico-religiosa ou estoica da dor, devemos evitar também o extremo oposto, sonhando com a utopia da ausência de sofrimento e da dor através da medicalização do luto, da infelicidade da separação conjugal, do inconformismo pela perda de um animal de estimação, da frustração de uma reprovação em um concurso. Estas dores nós temos que curti-las, porque elas fazem parte de nossas vivências. É preciso considerar que a experiência dolorosa é absolutamente singular e cada ser a experimenta de modo peculiar, de acordo com a sua personalidade, as suas vivências, referências culturais e tudo o mais.

A essa altura da exposição, em que ficou explicitado o mau gênio da dor, pode-se indagar: "Mas afinal, quais são as piores dores do mundo? São aquelas que a gente sofre, é claro!"

Com essas palavras eu encerro a minha exposição. Muito obrigado.

14

Os Paradigmas da Medicina

A medicina nos seus primórdios foi sobretudo mágica e sacerdotal. As causas das doenças eram atribuídas a fenômenos sobrenaturais e os tratamentos eram feitos por sacerdotes ou feiticeiros através de rituais cabalísticos, para expulsar os maus espíritos. Essas práticas médicas primitivas, através de um processo de decantação, foram sendo assimiladas e modificadas pelas culturas subsequentes. Ainda hoje os curandeiros e feiticeiros gozam de aceitação popular e, às vezes, conseguem mais sucesso junto aos doentes do que a medicina científica. O doente, às vezes, prefere uma pajelança do que um anti-inflamatório de última geração.

Foi só no século V a.C., que Hipócrates desmistificou a medicina e disse que as doenças dependem de causas naturais como a dieta, o clima, o modo de vida, as emoções... Hipócrates introduziu na medicina a anamnese e o exame físico, desenvolveu a relação médico-paciente e traçou os rumos da ética médica (juramento hipocrático). A medicina caminhava balizada pelos postulados hipocráticos quando no início da era cristã apareceu em cena a figura de Cláudio Galeno (130-200). Galeno foi um médico grego que atuou na Roma dos imperadores. Foi médico brilhante e um hábil experimentador. Influenciou a medicina por 15 séculos, mais pelo obscurantismo de seus seguidores do que pelos seus acertos. Foi aplicado dissecador de animais – macacos, porcos, ursos e até elefantes – e extrapolou para os humanos descrições anatômicas e teorias fisiológicas nem sempre corretas. Também foi médico dos gladiadores e tratou de muitos ferimentos profundos de jovens lutadores, o que também proporcionou a ele conhecimentos sobre anatomia e fisiologia humanas. A sua produção foi vastíssima. Demonstrou a natureza das artérias, dos ureteres, dos nervos recorrentes, distinguiu nervos sensitivos dos motores. Escrevendo sempre em grego teorizou sobre vários campos: anatomia, fisiologia, higiene, dietética, patologia, terapêutica, farmácia, filosofia... Na terapêutica, utilizou de modo abrangente as ervas domésticas e silvestres. Ainda hoje se fala da farmácia galênica. Idolatrado ele reinou por muito tempo e quando André Vesálio (século XVI) e William Harvey (século XVII) começaram a refutar as teses galênicas eles não mereceram crédito.

Diz Fernando Namora, "Galeno influenciado pelo judaísmo, confessa-se monoteísta e adapta a medicina experimental à rigidez da teologia. Por isso a Igreja apoiará as suas doutrinas durante séculos, conservando-as inabaláveis até o Renascimento. Desse modo, a maioria de seus conceitos anatômicos e fisiológicos, como os referentes à circulação do sangue (Galeno admitia a comunicação entre os ventrículos através de poros invisíveis) não puderam ser revogados senão muito mais tarde."

A medicina ingressou na era científica no século XIX e nos últimos 60 anos fez mais progressos do que em todos os séculos precedentes. Houve o casamento da ciência com a técnica e essa união vem proporcionando bons frutos. A ciência busca o conhecimento, a tecnologia busca a eficiência. A medicina moderna, balizada pelo complexo médico-industrial (indústria de equipamentos + indústria farmacêutica) e ancorada pela biologia molecular/biotecnologias, vem avançando de modo acelerado em todos os campos.

Os gregos atribuíam duas filhas a Asclépio: Panaceia que curava e Hygyea que prevenia e protegia. De sorte que nas suas origens gregas podemos desdobrar a medicina em preventiva, curativa e paliativa.

Quando falamos em medicina preventiva logo nos vem à mente as vacinas com a erradicação de verdadeiros flagelos da saúde (varíola, raiva, poliomielite, sarampo...) ou então com a diminuição da incidência ou atenuação do quadro de algumas doenças (coqueluche, hepatite, gripes...). Mas também outras medidas preventivas podem evitar muitas doenças infecciosas e parasitárias, como no caso do tratamento da água, fiscalização sanitária dos alimentos, saneamento básico. Há mesmo uma interface entre a medicina preventiva e a curativa quando o tratamento da hipertensão arterial ou do *diabetes mellitus* visa evitar doenças cardiovasculares, doenças renais, cegueira. Também medidas de segurança, preconizadas pela medicina do trabalho, atuam no sentido preventivo.

A medicina curativa, que é o modelo privilegiado nas escolas médicas, atua no sentido de restaurar o estado de saúde do indivíduo. Este tipo de medicina fez avanços consideráveis pela introdução de novas drogas e novos procedimentos técnicos e cirúrgicos. Mas diz um ditado chinês: "A medicina só pode curar as doenças que tem cura." Logo o ato médico não pode se esgotar neste tipo de modelo.

A medicina paliativa objetiva cuidar até mesmo dos pacientes desenganados ou portadores de doenças que não tem tratamento, no sentido de aliviar os seus sofrimentos, de ampará-los na dor física e/ou emocional e de acompanhá-los até o derradeiro momento. É uma espécie de medicina piedosa, que tem que ser feita com mais sentimentos e menos tecnologia. O lema da medicina contemporânea deve ser: "Curar se possível, aliviar e consolar sempre."

A medicina de manutenção é aquela que procura manter o paciente bem, como no exemplo do epiléptico controlado pelos medicamentos ou do cardíaco compensado por drogas específicas. O objetivo deste tipo de medicina é a chamada "saúde-terapêutica."

De sorte que sobre esses paradigmas básicos da medicina (curativa, paliativa, preventiva) vem se sobrepor outros, ao longo do tempo, fazendo a medicina avançar.

A medicina de reabilitação visa recuperar o paciente que sofreu uma doença ou então atua no sentido de minimizar as sequelas provocadas por uma doença ou trauma físico, objetivando a reinserção familiar, social e, até, profissional do indivíduo. Esse tipo de medicina, desdobrado hoje em várias vertentes (fisioterapia, terapia ocupacional, fonoaudiologia...), é muito importante para manter o indivíduo saudável ao longo da vida. Por outro lado, evita muitas vezes o uso de fármacos com efeitos indesejáveis e procedimentos invasivos como atos cirúrgicos. No entanto, as medidas reabilitativas muitas vezes complementam o tratamento farmacológico e/ou cirúrgico.

A medicina previsiva já é uma realidade proporcionada pelos avanços da genética molecular. Esse tipo de medicina permite fazer o diagnóstico de uma doença na sua etapa pré-clínica. O diagnóstico, em alguns casos, pode ser feito já na vida intrauterina do ser pela colheita de material do conteúdo uterino (amniocentese, biópsia do vilo-corial). A colheita de líquido amniótico entre a 15ª e 18ª semana de gestação permite o diagnóstico da síndrome de Down. Também a retirada de fragmentos da membrana mais externa do saco amniótico (que envolve o feto) permite a análise de material genético do feto e o diagnóstico de várias afecções hereditárias. Outro avanço da medicina fetal foi proporcionado pela ultrassonografia que permite o diagnóstico de várias doenças antes do nascimento; esse procedimento pode permitir a indicação de tratamentos invasivos (cirúrgicos) no feto.

A medicina preditiva é de outra natureza. Não se trata de constatar uma patologia constituída, mas de antecipar a probabilidade de uma doença ou uma situação de risco quando há interação de um patrimônio genético com determinados fatores ambientais. Então o objetivo da medicina preditiva é o de avaliar o risco da interação de determinado(s) gene(s) com certos fatores ambientais. Hoje é possível tipar os tecidos humanos através do lócus de seus genes nos cromossomos: é o chamado sistema de histocompatibilidade (HLA = *Human Leucocyte Antigens*). Esse sistema tem grande importância, pois pela tipagem dos tecidos é possível selecionar doadores compatíveis para o transplante de órgãos.

Uma forma de reumatismo, a espondilite anquilosante, está associada em mais de 90% dos casos ao grupo HLA B27. Entretanto, apenas uma em cada 500 pessoas do grupo será acometida, e na dependência de fatores ambientais. De sorte que, aos portadores desse haplótipo, dois conselhos poderão ser úteis: 1) Evitar profissão com potencial traumático para a coluna vertebral; 2) Tentar evitar, ou debelar rapidamente, infecções intestinais em virtude de sua ação facilitadora na instalação da doença. O diabetes juvenil ocorre com mais frequência nas crianças portadoras do grupo HLA DR3 e DR4. Esse patrimônio biológico torna essas crianças vulneráveis para desenvolver *diabetes mellitus* pela ação de fatores ambientais, principalmente alimentares. O sistema HLA está hoje definido para muitas doenças: HLA CW6 (psoríase); HLA DW2 (esclerose múltipla); HLA DR3 e DR4 (*diabetes mellitus*); HLA B27 (espondilite anquilosante).

A medicina preditiva tem um componente aleatório, porque ela depende de fatores genéticos e ambientais, que podem interagir ou não. Ela avalia riscos. Isso pode ocorrer nos indivíduos com marcadores oncogênicos presentes, por exemplo. A estratégia preditiva pode se revelar eficaz quando aplicada precocemente. A predição permanece no domínio do possível ou do provável, mas não do certo; ela é probabilista. Já a previsão pode antecipar com certeza o que poderá ser uma situação em um tempo futuro: é o caso da coreia de Huntington.

Aquela célebre frase – "O futuro não está escrito em nenhuma parte" – nem sempre se sustenta na área da genética médica. Dependendo dos meios de leitura (uso de técnicas adequadas) é possível a previsão de doenças ou a predição de situações patológicas. Os fatores de risco, que devem ser levados em conta, são múltiplos na medicina preditiva: climáticos, físicos, químicos, alimentares, infecciosos, psicológicos... A medicina já proporciona pacotes preditivos para se tentar evitar fatores de risco para doenças cardiovasculares, neoplásicas, hereditárias etc. Entretanto, as coisas não são tão simples assim, pois muitas doenças são poligênicas e/ou multifatoriais.

Já começa a ser operacionalizada na medicina contemporânea, uma genética preditiva, com a possibilidade de marcar oncogenes de risco para certos tipos de câncer: mama (cromossomo 17); tireoide (cromossomo 10) e outros tantos. Quem tiver predisposição genética para o câncer de mama necessita de acompanhamento médico periódico. Nos EUA, algumas mulheres, portadoras de marcadores de risco, chegam ao exagero de extirpar preventivamente as mamas. É o tratamento da pré-paciente!

A medicina ingressou na era dos transplantes de órgãos, com sucesso, a partir da segunda metade do século XX. A aventura começou com o transplante de rim (hoje rotineiro) e prossegue com o transplante de coração, pulmão, fígado, pâncreas, córnea e medula óssea, além do implante de próteses artificiais e bioartificiais em vários segmentos corpóreos. No terreno dos transplantes de órgãos, os desafios são muitos: técnicos, imunológicos, éticos, morais, religiosos, culturais, jurídicos, carência de doadores, seleção de receptores. Embora muitos obstáculos devam ainda ser superados, este antigo sonho do homem de substituir um órgão doente já é uma realidade. É possível que o corpo humano seja encarado em um futuro próximo sob o aspecto modular: conservação do conjunto mediante substituição sistemática de componentes transitórios. Alguns problemas, como carência de doadores e rejeição de órgãos biológicos, poderão ser solucionados com implantes de órgãos artificiais.

Outra perspectiva animadora é a medicina regenerativa com implantes de células-tronco embrionárias totipotentes, o que vale dizer essas células têm a capacidade de se transformar em qualquer tecido no organismo (muscular, ósseo, nervoso, hepático...). O ideal é substituir a medicina reparadora dos transplantes de órgãos pela medicina regenerativa com o implante de células-tronco embrionárias. Entretanto, a tecnologia para o domínio da medicina regenerativa ainda comporta áreas cinzentas e até buracos negros. Nessa área, avançar é preciso.

A abrangência do conhecimento médico – principalmente no século XX – obrigou a uma segmentação da medicina em muitas especialidades e foi além com uma supersegmentação das especialidades em subespecialidades e assim nasceu a figura do *expert*. Uma espécie de médico microcultíssimo e macroignorante. Essa pulverização tem as suas vantagens e as suas desvantagens. A medicina foi invadida por escalas, protocolos, consensos, metanálises, estudos randomizados... E assim nasceu a medicina baseada em evidências, com suas virtudes e seus efeitos indesejáveis. É o mundo das estatísticas. As estatísticas às vezes pecam não pelo que elas mostram, mas pelo que elas ocultam. É uma medicina de pareceres especializados, com superdimensionamento de exames complementares. Ela pode ser mais onerosa e nem sempre mais eficiente, sendo muito aplicada no atendimento terciário do paciente.

Entretanto, são inegáveis os avanços da medicina baseada em evidências, tentando mensurar e precisar os fenômenos biológicos. Houve um ganho, sobretudo na área do diagnóstico e da terapêutica. Ao avaliar o nível de evidência com os ensaios clínicos e os estudos estatísticos, a medicina vem abandonando o modelo empírico e incorporando uma maior precisão. Mas o médico deve ter em mente que o homem não é somente um ser biológico e negligenciar os aspectos psicológicos, sociais, culturais e ambientais. Mais do que isso, o homem é um estranho impar e reage de modo peculiar aos fatores desencadeantes de patologias (nem mesmo gêmeos idênticos apresentam a mesma resposta diante de estímulos semelhantes). O que vale dizer que a camisa de força da medicina baseada em evidências nem sempre atende às exigências individuais. A medicina não é uma ciência exata. Ao contrário é uma ciência de incerteza e uma arte de probabilidade, nas palavras de William Osler. Mas nós não podemos prescindir da medicina digital (banco de dados + estudos estatísticos) nos recursos médicos do mundo contemporâneo.

A medicina dos implantes das próteses artificiais é uma realidade há muito tempo, porém conheceu um avanço considerável há pouco mais de três décadas. Hoje, implantam-se próteses artificiais e bioartificiais em vários segmentos corpóreos. O assim chamado homem biológico-

-artificial pode portar marca-passo cardíaco, valvas artificiais, prótese auditiva, prótese na bexiga, no pênis, no cérebro, próteses articulares, endovasculares... Já há algumas tentativas [algumas bem sucedidas] de transplante de coração artificial. O ser humano vai se transformando em um organismo modular, com reposição de certas estruturas orgânicas por próteses. É preciso haver a decantação temporal desses procedimentos para uma avaliação mais precisa do *bionicman* ou ciborgue. Outro avanço fantástico na área da técnica cirúrgica é a automação manual (medicina robótica). É a revolução quirobótica.

Outra revolução é a medicina bioeletrônica, que ainda é uma promessa através do uso de estimulação elétrica para tratar diversas doenças e pode ser uma alternativa ao uso de certos fármacos. Essa medicina instrumental pode avançar com a estimulação elétrica de certas áreas do sistema nervoso (estimulação do nervo vago, dos nervos esplâncnicos, do nervo esplênico, estimulação cerebral profunda) para tratar de doenças inflamatórias, imunológicas, degenerativas e até da obesidade. Esses procedimentos instrumentais, com eletrodos implantados, têm a desvantagem de ser invasivos, além dos seus custos elevados.

A nanomedicina ainda é uma promessa mais do que uma realidade. É a denominação dada à junção da medicina e da nanotecnologia. Consiste no aprimoramento de microtécnicas com o uso de nanopartículas, nanorrobôs e outros elementos em escala nanométricas no ato médico. As possibilidades de aplicação na medicina são imensas. Do ponto de vista teórico, nanorrobôs poderiam ser introduzidos no organismo humano por via oral ou intravenosa, identificariam e destruiriam células cancerosas ou infectadas por vírus. As pesquisas em nanomedicina seguem e dependem muito da biologia molecular e da nanorrobótica. Já estão sendo produzidas drogas através de nanotécnicas.

Existe um descompasso entre os avanços do conhecimento médico e a aplicação desse conhecimento em benefício da humanidade. Louis Pasteur conseguiu unir a pesquisa básica a resultados práticos. Ele costumava dizer não existe essa coisa de ciência aplicada, apenas aplicações de ciência. Quando o governo francês se deparava com um problema na área da biologia ou da química, não era incomum que convocasse Pasteur que dava o diagnóstico e procurava uma solução. Assim ao lançar as bases da microbiologia, ele provocou um impacto no agronegócio (pasteurização do leite, fermentação do vinho e da cerveja) e na medicina (com as imunizações). Nos tempos modernos, esse tipo de procedimento recebe o nome de medicina translacional.

Elias Zerhouni (citado por Krieger) ressalta que os enormes progressos alcançados pela pesquisa biomédica fundamental nos últimos 50 anos não foram acompanhados de um impacto equivalente na prática médica. Que não se deve perder a ênfase de financiar pesquisa básica, até porque sem novas descobertas não há o que transferir para aplicação, mas que é tempo de dar uma ênfase especial para acelerar a aplicação do que conhecemos em benefício dos pacientes, criando assim um novo paradigma na pesquisa médica chamada *"bench to bed"* (da bancada à clínica) ou *"translational medicine"* (Folha de S. Paulo – 18/2/2010).

Para cumprir o objetivo desse novo tipo de paradigma é fundamental a interação universidade-empresa e mais do que isso a de criar equipes para atuar na interdisciplinaridade do conhecimento. O que vale dizer reunir médicos, engenheiros, físicos, químicos e outros *experts* em uma pesquisa focada na medicina. Os problemas médicos que afligem a humanidade são imensos de sorte que uma medicina de resultados é extremamente importante, o que significa fazer a translação entre a ciência básica e a ciência aplicada.

Até aqui, foram analisados os paradigmas fundamentais da medicina, desde os seus primórdios até a idade contemporânea. Entretanto, poderiam ser abordadas outras revoluções na área médica como a medicina experimental (com William Harvey, Claude Bernard e outros), a revolução farmacológica (antibióticos, terapias-alvo, *smart--drugs* etc.), a medicina de imagem (tomografia computadorizada, ressonância magnética, ultrassonografia, radiologia intervencionista).

Mas, para finalizar este texto quero abordar rapidamente alguns aspectos da ética médica. Embora o juramento de Hipócrates tenha vigorado por muitos séculos e seja válido ainda em muitos de seus princípios, ele não atende mais as exigências da medicina contemporânea. Temas polêmicos exigem novos enfoques, tais como: cuidados ao paciente terminal, obstinação terapêutica, eutanásia, suicídio assistido, regulamentação do aborto, morte encefálica, transplante de órgãos, pesquisa sobre células-tronco embrionárias, inseminação artificial, descarte de embriões, efeito dos alimentos transgênicos na saúde humana... Fala-se hoje de Bioética que não tem fronteiras, sendo muito mais abrangente. Nas palavras de Carlos A. M. Gottschall (Pilares da Medicina, Atheneu, São Paulo, 2009) "a Bioética é o estudo sistemático da conduta humana nos campos das ciências biológicas e da saúde, na medida em que esta conduta seja examinada à luz de valores e princípios morais." E prossegue, é multidisciplinar pois abrange, além da deontologia médica, investigações, questões sociais, animais e ecologia. Todas as formas de vida em uma sociedade democrática, pluralista, secular e conflitiva.

A ética médica está assentada, hoje, em quatro princípios: 1) promover o bem estar dos pacientes (beneficência); 2) evitar causar-lhes mal (não maleficência); 3) respeitar suas decisões (autonomia): 4) distribuir bens e serviços de assistência médica de forma equitativa (justiça). Esses princípios podem ser aplicados a uma ampla variedade de problemas éticos que surgem na medicina, como o direito dos pacientes de recusarem tratamento, definir o que deve constar no consentimento informado e a forma apropriada de conceitualizar a relação médico-paciente.

Para concluir, cabe a pergunta: Para onde caminha a medicina? Eu respondo com as palavras deliciosamente irônicas de um falso provérbio chinês: "É extremamente difícil profetizar, principalmente em relação ao futuro."

116 ■ ENSAIOS NADA CONVENCIONAIS

15

A Filosofia com Humor*

Por que estudar filosofia? Primeiro, porque a filosofia é a matriz do conhecimento e filosofar é, por assim dizer, perguntar pelo começo. E as outras razões para adquirir alguma intimidade com a filosofia são muitas, como veremos a seguir. Eu vou desdobrar esta exposição em dois módulos. No primeiro eu vou tratar da parte pesada da filosofia. No segundo, vou relatar histórias humorísticas para tentar explicar alguns conceitos de filosofia. Portanto, abram bem seus ouvidos e apertem o cinto porque nossa viagem vai começar.

Os textos de filosofia, sejam os alentados tratados sejam os simples manuais, costumam iniciar o estudo da matéria pela Grécia antiga com os filósofos pré-socráticos. Embora a Grécia seja considerada o berço da Civilização Ocidental, outros pensadores da Antiguidade contribuíram para o enriquecimento da filosofia: é o caso de Confúcio e Lao-Tsé na China, dos Upanixades e Buda na Índia, de Zaratustra na Pérsia, dos profetas do Velho Testamento na Palestina. Mas de qualquer maneira é inegável a contribuição da Grécia nesta área do conhecimento no mundo antigo. A Grécia nos deu a geometria de Tales de Mileto, o teorema de Pitágoras, o fluxo e a mudança de Heráclito, a teoria atômica de Demócrito, a teoria antropocêntrica de Protágoras, o método socrático, o amor platônico, a lógica aristotélica, o estoicismo de Zenão, a teoria do prazer de Epicuro e muitas outras especulações filosóficas. Entretanto, é muito possível que na pré-história o homem primitivo caminhando pela savana tenha olhado para um céu estrelado e indagado [em nome da espécie]: Quem somos nós? De onde viemos? Para onde vamos? Qual o sentido da

---

* Palestra proferida na Associação dos Amigos da Arte de São Paulo (Sociarte) em 30 de julho de 2015 e adaptada para este texto.

vida? E aí começa o ser filosofante, de modo que o aparecimento do primeiro filósofo se perde na noite dos tempos!

É possível definir filosofia? É difícil, já que a definição varia de acordo com cada filósofo ou corrente filosófica. Do ponto de vista etimológico, a palavra grega "filosofia" embute o significado "amigo do saber" ou "busca do saber." O conhecimento filosófico tem um caráter mais geral, mais abstrato e ingressa no terreno da reflexão. Por outro lado, o conhecimento científico é mais específico e depende da observação sistemática do fenômeno e de dados experimentais. Enfim, a filosofia lida com o conhecimento dos primeiros princípios. Mas, eu insisto – O que é filosofia? Muitos homens de alto saber podem responder: – Não sei. E não há nada de extravagante nessa resposta: "Os espíritos esclarecidos sabem dizer não sei, os simplórios têm explicação para tudo."

Embora toda definição seja uma espécie de camisa de força do conceito, não é uma heresia propor uma definição. E algumas são até bem interessantes ou exóticas. Para o matemático e filósofo inglês Bertrand Russell: "A ciência é o que a gente sabe, a filosofia é o que a gente não sabe." Para o francês Merleau-Ponty: "A verdadeira filosofia é reaprender a ver o mundo." O alemão Karl Jasper é de opinião que a essência da filosofia é a procura do saber, não a sua posse. Mas eu ainda penso que na filosofia nós caímos no terreno das indefinições. Definir filosofia é uma tarefa metafilosófica, isto é, fazer uma filosofia da filosofia. E aí é uma tremenda encrenca. Certamente a filosofia é uma estrada a percorrer e o filósofo é um caminhante; as perguntas são mais essenciais do que as respostas e cada resposta transforma-se em uma nova pergunta. Aqui cabem bem os versos do poeta espanhol Antonio Machado: "*Caminante no hay camino, el camino se hace al andar.*" De sorte que filosofar é problematizar, é refletir, é uma espécie de saber do saber. Enfim, filosofar exige uma grande dose de paciência: é preciso pensar e depois repensar o pensamento. É por isso que na França os filósofos são chamados de *maîtres à penser.*

E a filosofia serve para quê? Para desenvolver o pensamento crítico e metódico: é a dúvida metódica de que fala Descartes. No mundo contemporâneo, em que o conhecimento científico é hegemônico e avança celeremente, a filosofia deve exercer uma função crítica e se descolar [em termos] da ciência, já que descobertas científicas suscitam frequentemente questões filosóficas e reflexões filosóficas frequentemente problematizam teorias científicas. Essa interface dos conhecimentos deu origem a desdobramentos, com a criação de várias disciplinas na filosofia: filosofia da ciência, filosofia da linguagem, filosofia da arte, filosofia da mente, filosofia da história, filosofia da educação, filosofia do direito, filosofia moral e outras. Particularmente no campo ético, a filosofia deve balizar a ciência.

E os filósofos, como se comportam? Eu diria que o cientista procura equacionar o mundo e propõe soluções. Já, o filósofo procura interpretar o mundo e propõe questões. O cientista é um artesão de teorias, enquanto o filósofo é um artesão de conceitos. Entretanto, existem algumas filosofias cujo propósito não é só interpretar o mundo, mas pretendem transformá-lo. É bem o caso do marxismo, mas até agora só tem conseguido transformá-lo para pior. Mas o poder de manipulação da teoria marxista é impressionante e embora capenga o marxismo sobrevive em alguns poucos países. O marxismo é uma filosofia materialista, que está baseada na luta de classes. Nesta altura, eu entro no segundo módulo da exposição, pegando uma carona com Karl Marx para contar a primeira anedota desta palestra.

Conta o pessoal da direita que quando Karl Marx morreu, ele foi direitinho para o inferno. Lá chegando, de tanto infernizar a vida do diabo, este resolveu mandá-lo para o céu. Depois de algumas semanas, curioso, o diabo decidiu fazer uma ligação para o céu. Quando atenderam lá, ele perguntou – É o arcanjo Gabriel? Por favor me chame aí o São Pedro para ele me informar como anda o relacionamento de Marx com Deus. Do outro lado da linha uma voz firme respondeu: – Quem fala aqui é o camarada Gabriel, o camarada Pedro está em greve e aqui ninguém acredita em Deus. E bateu o telefone.

A seguir, eu vou me servir de fatos anedóticos para explicar algumas ferramentas utilizadas pela filosofia.

METAFÍSICA

A metafísica lida com o transcendental – com aquilo que vai além da física. O termo "metafísica" origina-se do título dado por Andrónico de Rodes, principal organizador da obra de Aristóteles, por volta do ano 50 a.C., a um conjunto de textos aristotélicos que se seguia ao tratado da física. Vamos a um fato anedótico para explicitar melhor. O professor de metafísica entra na sala de aula, pega uma cadeira e a coloca sobre a mesa. Vira-se para os alunos e diz: – Avaliação surpresa. Vocês devem fazer uma dissertação provando a não existência desta cadeira. Pânico geral entre os alunos: os rapazes suavam e as moças roíam as unhas. Tentaram negociar com o professor para mudar o tema da avaliação. Tudo em vão, o tema foi mantido. No dia seguinte, o professor volta à sala de aula e diz: – Todos foram reprovados, exceto o Joãozinho que tirou a nota máxima. E o que foi que ele escreveu? perguntaram curiosos os alunos. A resposta do professor: – Que cadeira!?

LÓGICA*

A lógica é uma das principais ferramentas utilizadas em filosofia. Acredita-se que o pensamento está embasado na lógica. Nem sempre, o pensamento pode ser pré-lógico e algumas comunidades primitivas ainda utilizam esse tipo de pensamento. Entretanto, quase sempre, a lógica arruma os elementos no raciocínio. Existem vários tipos de lógica – lógica clássica, lógica matemática ou simbólica, lógica nebulosa... – Entretanto, a lógica clássica ou aristotélica é a mais utilizada no dia a dia. Esse tipo de lógica está embasado em duas ordens de argumento: o dedutivo e o indutivo. O dedutivo é silogístico e não comporta mais do que uma saída. Na opinião de Stuart Mill, o silogismo é uma solene futilidade pelo seu caráter tautológico: a conclusão já vem embutida na premissa maior. Além do mais, o silogismo é um raciocínio de risco, isso porque ele ignora o conteúdo e privilegia a forma. O silogismo mais célebre é este: "Todos os homens são mortais/Sócrates é um homem/Logo, Sócrates é mortal." Diz-se até, jocosamente, que não foi a cicuta que matou Sócrates, mas sim o silogismo. Mas veja a armadilha desse tipo de silogismo: "Todos os gatos são mortais/Sócrates é mortal/Logo, Sócrates é um gato." Vamos a uma anedota para vocês entenderem melhor o silogismo e suas armadilhas. Um velho caubói americano, do meio oeste, entra em um *saloon,* senta-se ao balcão e pede um uísque. Quando ele está saboreando o seu uísque, senta-se ao seu lado uma garota trêfega e pergunta: "Você é um verdadeiro caubói americano?" Ele responde: "Acho que sim. Passei a maior parte de minha vida em uma fazenda consertando cercas, marcando gado e montando em burro bravo, então eu acho que sou. E você, o que é?" "Ah, eu sou lésbica. Vou dormir pensando em mulher, eu acordo pensando em mulher, vejo TV pensando em mulher, tomo banho pensando em mulher – eu penso em mulher o dia inteiro." Dito isso, logo depois a garota foi embora. Vinte minutos mais tarde um casal senta-se ao seu lado e faz a mesma pergunta: "Você é um verdadeiro caubói?" Ele responde: "Até há 20 minutos, eu tinha certeza que era, agora eu acho que sou lésbica!" É possível aqui montar um silogismo: "Toda lésbica gosta de mulher/Eu gosto de mulher/Logo, eu sou lésbica."

ARGUMENTO ANALÓGICO*

Argumento traduz uma série de razões apresentadas em um debate ou em uma questão. Em um argumento analógico, a estratégia é comparar duas situações semelhantes. Vamos a uma anedota – Um velhinho de 96 anos vai consultar um médico e diz: – Eu estou muito bem, vim apenas para um *chek-up*. Imagine que minha mulher de 18 anos está esperando um bebê. O que o senhor acha? O médico diz: – Para responder a sua pergunta vou contar uma história: um homem saiu para caçar mas na pressa pegou, por engano, um guarda-chuva e não uma espingarda. Quando na mata de repente ele se deparou com um enorme urso que vinha em sua direção, ele passou a mão no guarda--chuva e mandou bala, matando o urso. "O que o senhor acha?" O velhinho disse: "Impossível, algum outro caçador deve ter matado o urso!" O médico falou: "Exatamente."

ARGUMENTO CIRCULAR*

Vou logo apelar para uma piada, que é autoexplicativa. É outono e os índios de uma reserva, ao norte dos EUA, perguntam ao novo chefe se o inverno, que se aproxima, será muito rigoroso. Criado na cidade o jovem chefe, inexperiente, não tem como saber se será um inverno brando ou rigoroso. Por prudência, ele aconselha que os índios estoquem lenha, pois é possível que o inverno seja muito frio. Poucos dias depois, pensando melhor, ele telefona para o Serviço Meteorológico Nacional e pergunta se estão prevendo um inverno muito frio. O meteorologista diz que, de fato, o inverno deverá ser bem frio. O chefe aconselha a tribo a estocar mais lenha. Uma semana depois, o chefe volta a consultar o Serviço de Meteorologia: – ainda acham que será um inverno muito frio? Com toda certeza, o inverno será muito frio, foi a resposta. Ele convoca os índios e aconselha estocar mais lenha. Algumas semanas depois, não inteiramente satisfeito, ele consulta novamente a meteorologia e de lá informam: – será um dos invernos mais rigorosos dos últimos tempos. É mesmo? – diz o chefe. Mas como vocês podem ter tanta certeza disso? O meteorologista responde: –Porque os índios estão recolhendo lenha que é uma loucura!

A APOSTA DE PASCAL*

Blaise Pascal foi físico, matemático, filósofo e teólogo. Ele tem importantes contribuições no mundo da ciência e da filosofia: mecânica dos fluídos, teorema de Pascal, cálculo probabilístico e inventou a 1ª calculadora mecânica do mundo. Vivendo no século XVII, ele é uma espécie de avô do computador. E tudo isso dentro de 39 anos, que foi a idade com que ele morreu. Este pensador francês afirmou que acreditar em Deus é como fazer uma aposta. Assim: Se você acredita em Deus e nas Escrituras e estiver certo irá gozar das delícias do Paraíso por toda a eternidade; se você acredita em Deus e nas Escrituras e estiver errado não terá perdido nada; se você não acredita em Deus e nas Escrituras e estiver certo, não terá perdido nada; se você não acredita em Deus e nas Escrituras e estiver errado irá arder para sempre nas chamas do inferno. Esta elaboração é conhecida nos meios filosóficos como "A aposta de Pascal."

Inspirada pelos *Pensées de Pascal*, uma velhinha andrajosa entra em um grande banco americano com uma mochila às costas. Dirige-se diretamente à recepção e pede para falar com o banqueiro. Introduzida no seu gabinete, a velhinha foi logo dizendo: "Tenho aqui 100 mil dólares para depositar no seu banco." O banqueiro olha desconfiado e diz: "Como a senhora conseguiu todo esse dinheiro?" "Apostando", responde ela. "Sou boa de aposta." Intrigado, o banqueiro pergunta: "Que tipo de aposta?" "Ah! Todo tipo", diz ela. "Por exemplo, aposto com você 25 mil dólares que amanhã ao meio-dia você vai abaixar a calça e me mostrar uma tatuagem de borboleta na sua nádega direita." "Bom, eu adoraria fazer essa aposta, mas não seria correto tirar o seu dinheiro com uma aposta tão absurda!" "Bem, então, eu vou aplicar meu dinheiro em outro banco", ela diz. "Ora, ora, não tenha tanta pressa", diz o banqueiro. "Eu aceito a aposta." No dia seguinte, a velhinha volta ao meio-dia, com um advogado e uma testemunha. O banqueiro vira de costas, abaixa a calça e convida os dois a testemunhar que ele venceu a aposta. "Tudo bem", diz a velhinha. "Mas pode se inclinar mais um pouco para eu ter certeza?" O banqueiro se curva, a velhinha agradece e dá a ele os 25 mil dólares. Neste momento, o advogado senta em uma cadeira e afunda a cabeça nas mãos. "Qual é o problema dele?", pergunta o banqueiro. "Ah! Ele é mau perdedor", diz ela. "Apostei com ele 100 mil dólares que hoje, ao meio-dia, você ia abaixar a calça e mostrar a bunda no seu escritório."

ACREDITAR EM DEUS*

É uma questão de fé. Vamos a uma anedota. Uma senhora cristã sai todo dia na varanda de sua casa, olha para o céu e grita: "Louvado seja Deus!" E toda manhã, o vizinho, ateu militante, berra de volta: "Deus não existe, mulher, deixe de bobagem." Isso se repete durante semanas. "Louvado seja Deus!", grita a vizinha. "Deus não existe", berra o vizinho. Até que um dia ela vai à varanda, olha para o céu e diz que está passando dificuldades até para comprar comida e diz: "Louvado seja Deus!" Ouvindo isso, o vizinho vai ao supermercado e compra uma enorme cesta de mantimentos e, de madrugada, coloca na varanda da mulher. De manhã, a mulher, com lágrimas nos olhos, agradece e grita louvado seja Deus! O ateu salta de trás de um arbusto e diz: "Deus não existe, fui eu quem comprou essa cesta de alimentos." A mulher olha firme para o vizinho e exclama: "Deus não só atendeu às minhas preces, como fez Satã pagar as compras!"

DETERMINISMO *VERSUS* LIVRE-ARBÍTRIO*

Esse é um debate mais velho, como diriam os portugueses, que a Sé de Braga. As nossas decisões são livres e soberanas ou são determinadas por forças internas e/ou externas: nossos genes, meio ambiente, a história, a Microsoft, a internet, a Rede Globo, a revista Veja...? Quando perguntaram ao escritor Isaac Singer se acreditava no livre-arbítrio, ele respondeu com ironia: "Não tenho escolha! Se nós não acreditarmos no livre-arbítrio, onde ficam nossas responsabilidades morais?" Ou seja, nossas decisões morais estariam fora de nossas mãos.

O determinismo tem muito defensores, sendo tudo determinado por leis físicas e/ou biológicas. Por exemplo, o criminoso não é responsável pelo crime, estava tudo inscrito nos seus genes ou no seu cérebro lesado: é o crime biológico, que diga-se – de passagem – é raro. É importante dizer que o nosso organismo apresenta mecanismos inibitórios dos instintos agressivos. Chega-se a apelar até a Freud, que elaborou a teoria do inconsciente dinâmico, que balizaria nossos comportamentos. Entretanto, o próprio Freud elaborou a instância do Superego, que procura inibir nosso inconsciente incivilizado. Não existiria civilização sem o Superego. De sorte que um determinismo rígido transforma o homem em um mero robô balizado por leis físicas. Aqui é preciso uma certa flexibilização: sendo o comportamento humano às vezes determinado, às vezes livre.

Mas aqui, eu quero tratar de um outro tipo de determinismo que é o religioso ou transcendental. Diz-se que Deus nos deu o livre-arbítrio, mas ao mesmo tempo nós devemos obediência a uma entidade onisciente, onipotente e onipresente. O leitor vai entender este *imbróglio* com a seguinte piada.

Cenário: campo de golfe com três personagens – Moisés, Jesus Cristo e um velho barbudo. Moisés liderou o povo hebreu durante 40 anos, vagando pelo deserto, e abriu as águas do Mar Vermelho para a caravana passar. Cristo veio ao mundo para nos salvar e um dos seus milagres foi andar sobre as águas; o velho barbudo – o velho barbudo deixa pra lá.

Atenção: vai começar o jogo e Moisés dá uma tacada longa e a bola cai no meio do lago (que separa o campo de golfe) e submerge. Calmamente, Moisés abre as águas, pega a bola e a arremessa para o outro lado do campo. A seguir, Jesus também dá uma tacada longa e a bola não ultrapassa o lago e fica boiando próxima da outra margem. Jesus caminha sobre o lago e arremessa a bola para o gramado do lado oposto. Na tacada do velho barbudo a bola bate no mourão de uma cerca, quica no asfalto da rua, bate na carroceria de um caminhão que passava e volta para o lago, onde aterrissa em uma flor de lótus, onde um sapo a engole. Neste momento uma águia mergulha no céu, agarra o sapo e sai voando. Quando a águia e o sapo estão passando sobre o gramado, o sapo regurgita a bola que vai direto dentro do *hole in-one*, a maior tacada do golfe.

Neste momento Moisés, de saco cheio, vira-se para Jesus e diz:

- É por isso que eu detesto jogar com o seu pai.

RACIOCÍNIO ILÓGICO

Este tipo de raciocínio é um veneno para os filósofos, mas ele pode ocorrer. A piada que segue é bem ilustrativa deste fato. Um operário norte-americano entra em um bar na cidade de Carmel, pede três cervejas e lentamente bebe todas. O *barman* encosta no balcão e diz "Companheiro não é legal pedir as três de uma vez – sabe elas ficam chocas – seria melhor pedir uma de cada vez." O operário responde: "Acontece que eu tenho dois irmãos, um foi morar no Brasil e outro na Austrália. Antes de cada um seguir o seu rumo, fizemos um pacto de bebermos juntos em um determinado dia do mês. Cada cerveja é para um irmão e a terceira é para mim." O *barman* fica tocado e diz: "É um belo costume!" O operário passa a ser um cliente regular do bar e sempre pede do mesmo jeito. Um dia, ele entra e pede duas cervejas. Os outros clientes percebem e baixa um clima de velório no bar. O *barman* encosta e diz: "Aceite as minhas condolências, cara." O operário diz: "Ah! Não, estão todos bem. Só que eu entrei para a Igreja Mórmon e parei de beber."

EPISTEMOLOGIA

É o ramo da filosofia que lida com o conhecimento. A historieta, que se segue, é exemplar para meus propósitos. Uma grande empresa industrial sofreu uma pane no seu sistema de máquinas e consultou em vão, durante vários dias, diversos especialistas. O prejuízo diário era enorme e o diretor-presidente da empresa decidiu chamar, de uma cidade vizinha, um técnico altamente conceituado. O técnico chegou e, após algumas perguntas rápidas, se dirigiu à casa de máquinas. Examinou rapidamente algumas dezenas de canos de várias cores. Apalpou alguns tubos, percutiu com o nó dos dedos outros e, após alguns minutos de reflexão, tirou do bolso um pequeno martelo e bateu apenas uma vez em um pistão verde-musgo. Como por encanto, o sistema recomeçou a funcionar com perfeição.

No dia seguinte, o dono da empresa recebeu uma conta de 1.000,00 dólares e protestou – o técnico havia estado poucos minutos na casa de máquinas e tinha dado uma simples martelada em um pistão. Pediu, então, uma conta discriminada dos serviços e o técnico assim o fez: "Total da conta U$ 1.000,00; martelada U$ 1.00: saber onde martelar U$ 999.00." Moral da história: é preciso valorizar o conhecimento.

UTILITARISMO

Foi uma doutrina filosófica elaborada por Jeremy Bentham e Stuart Mill, com a melhor das intenções. O filósofo utilitarista não admite a necessidade de nenhum princípio moral, tal como "não conte mentiras", "ame a justiça." Em vez disso, os utilitaristas adotam a visão de que a ação correta é sempre a que tem como consequência o maior número possível de pessoas felizes. Hoje, em nosso meio, o vocábulo utilitarista foi contaminado e significa aquele que quer levar vantagem em tudo. A piada, a seguir, ilustra bem isso. Um turista, passeando pelo bairro judeu de Praga, avista uma bela jovem em trajes sumários em um balcão do terceiro andar de um prédio fazendo sinais para ele subir. Com o coração aos pulos ele sobe rapidamente e quando ele está nas preliminares alguém bate fortemente na porta. A mulher, muito assustada, diz para o turista: "Vá para a área de serviço e finja que está passando roupa." Depois de meia hora ela vai até a área de serviço e diz com voz cochichada: "Desça rapidamente enquanto meu marido está no banheiro." Muito assustado, ele desce as escadas e quando chega, mais aliviado, à rua ele encontra um turista da mesma excursão e conta o acontecido e ouve como resposta o seguinte: "A roupa que você passou hoje, eu lavei ontem!"

FÍSICA QUÂNTICA

Também chamada de mecânica quântica, é o ramo da física que trata das interações entre matéria e energia em pequena escala (em nível atômico e subatômico). A mecânica quântica trata também de fenômenos macroscópicos, Entretanto, em um nível subatômico o comportamento dos elementos nem sempre obedece normas precisas, podendo em um dado momento um elemento ora se comportar como onda ora como partícula. O que predomina nesse campo é a incerteza e esse conceito tem influência na filosofia. Um dos pioneiros da física quântica foi o cientista alemão Max Planck, laureado com o prêmio Nobel de Física em 1918. O seu nome virou uma lenda e conta-se dele uma historieta deliciosa. Max Planck era frequentemente convidado para proferir palestras e invariavelmente falava sobre física quântica. O seu motorista, que assistia as palestras, perguntou ao físico se ele não se entediava de falar sempre sobre o mesmo assunto e sugeriu que na próxima cidade ele faria a palestra e o cientista ficaria na plateia com o seu boné de motorista. Planck achou divertido e concordou com a proposta. Quando terminou a palestra um físico fez uma pergunta e o palestrante disse estranhar que em uma cidade como Munique uma questão tão simples tivesse sido colocada e disse que o seu motorista iria responder à pergunta!

PARÁBOLA FINAL

Para a meditação do leitor concluo este texto com uma parábola do mundo contemporâneo.

Um cientista vivia preocupado com os problemas do mundo e estava decidido a encontrar meios para minorá-los. Passava dias encerrado em seu laboratório em busca de respostas para suas dúvidas. Certo dia, seu filho de cinco anos invadiu o seu santuário em busca de lazer e distração. O cientista, nervoso pela interrupção, tentou convencer o filho a ir brincar em outro lugar. Percebendo que seria impossível demovê-lo, ele procurou algo que pudesse distraí-lo. De repente, deparou-se com uma revista e encontrou em uma página, muito colorida, o mapa do mundo. Isso servia para seus propósitos. Destacou a página da revista e com uma tesoura cortou o mapa em vários pedaços e, junto com um rolo de fita adesiva, entregou ao filho dizendo: "Você gosta de quebra-cabeças? Pois vou lhe dar o mundo para consertar. Aqui está o mundo quebrado. Veja se consegue consertá-lo bem direitinho. Faça tudo sozinho."

Isso posto, voltou ao seu trabalho e calculou que a criança – se conseguisse – levaria dias para recompor o mapa. Vinte minutos mais tarde ouviu a voz do filho que o chamava calmamente: – Pai, pai, já fiz tudo. Consegui fazer o que o senhor pediu. A princípio, o pai não deu crédito às palavras do filho. Seria impossível, na sua idade, recompor um mapa que jamais havia visto. O cientista levantou os olhos de suas anotações, certo de que veria o trabalho próprio de uma criança de sua idade. Mas, para sua surpresa, o mapa havia sido refeito. Todas os pedaços tinham sido encaixados em seus devidos lugares. "Como foi possível? Você não conhece o mundo meu filho, como conseguiu?" "Pai, eu não conheço o mundo, mas quando você tirou a página da revista eu vi que do outro lado havia a figura de um homem. Tentei consertar o mundo, mas não consegui. Foi aí que me lembrei do homem, virei os pedaços de papel e comecei a consertar o homem que eu sei como é. Quando finalmente consegui consertar o homem, virei a folha e vi que havia consertado o mundo!"

Para concluir: filosofar é viajar nas asas da imaginação. E essa é uma viagem fascinante: você vai para onde quiser, não dá enjoo e o custo é zero.

Post-scriptum – As anedotas marcadas com um asterisco foram recolhidas – com algumas modificações – do livro *Platão e um Ornitorrinco Entram em um Bar*. Cathcart Th & Klein D. Editora Ponto de Leitura, 2011. As demais anedotas foram garimpadas da tradição oral e da internet.

16

Agonia da Cultura?

O homem está situado entre dois mundos: o mundo da natureza e o mundo da cultura. Cultura é o que se acrescenta à natureza. É obra do homem que, com o seu saber e seu fazer, age sobre a natureza. E dessa interação homem/natureza surge a cultura. Esse agir sobre a natureza nem sempre é pacífico, pois o homem frequentemente violenta a natureza. O ideal seria um diálogo fecundo entre o homem e a natureza, uma espécie de relação de respeito. Um rio é natureza, um canal é cultura. Na cultura confluem e se cristalizam as atividades humanas, tanto as objetivas como as simbólicas, em suas múltiplas vertentes: a ciência, a técnica, a filosofia, a arte, a religião, a política, a história, a educação, o mito etc. A cultura é construída pela mente e pelas mãos do homem. Na moldura cultural, o homem aparece como um ser diferenciado com suas múltiplas instâncias. A aquisição da cultura teve início com a hominização e nunca mais parou, pois através da decantação de experiências do homem o processo cultural segue o seu curso. Embora toda mudança seja traumática, porque implica uma ruptura com a ordem estabelecida, até o início do século XX, as mudanças eram lentas e portanto administráveis. O quadro atual é marcado pela babelização dos costumes e dos conhecimentos. A cultura na Antiguidade era transmitida pela tradição oral, depois vieram a escrita cuneiforme, os monges copistas da Idade Média, a imprensa gutenberguiana do Renascimento até chegar à multimídia de nossos dias. Vivemos, como diz Edgar Morin, por força dos avanços tecnológicos, em uma sociedade acelerada, com uma lógica de cronômetro. E essa aceleração gera efeitos colaterais, como veremos mais adiante.

O patrimônio cultural da humanidade é muito rico; entretanto, a cultura está sujeita aos *ups and downs* dos períodos históricos. A Grécia teve a sua idade de ouro quando a cultura helênica nos deu a filosofia, a arte, o teatro, a poesia, a política, a democracia, a dúvida socrática, o amor platônico, a lógica aristotélica, a enteléquia, o labirinto, o complexo de Édipo, a geometria de Tales de Mileto, os poemas de Homero, o teorema de Pitágoras, o *insight* de Arquimedes, os deuses do Olimpo, enfim os fundamentos da cultura Ocidental. A Grécia moderna vive de história, turismo e azeitona.

A busca do conhecimento está balizada por quadros de referência, que na linguagem khuniana, da filosofia da ciência, são os paradigmas. Esse sistema de convicções vigentes sobre a realidade se modifica de tempos em tempos. Segundo um conceito orteguiano, há crise histórica quando ao sistema de convicções revogado, nenhum outro se sucede, ficando a nova geração desprovida de mundo, sem nenhum sistema de convicções firme em que se apoiar. Uma espécie de "o velho está morrendo e o novo não consegue nascer." Com a falência das grandes narrativas (cristianismo, islamismo, comunismo, fascismo...), o mundo caiu em um vácuo epistemológico e parece andar à deriva balizado pelo dilema: racional *versus* irracional. Chesneaux chega a afirmar; "Celebra-se a morte das grandes narrativas, mas a ideologia da grande porcaria parece com excelente saúde." Haverá uma forma canônica do conhecimento, por exemplo, a científica, a que todas as outras têm que prestar vassalagem? A ascensão das tecnociências responde, em grande parte, pelo fim das ideologias. Morto Deus, morto Marx, o mundo cai no niilismo e então tudo é permitido: individualismo exacerbado, consumismo desenfreado. E na sociedade do consumo, a alta-costura vale mais do que a alta cultura. É a lógica perversa da mercadocracia. O século XX foi responsável pelo aparecimento de uma nova espécie: os escravos do mercado. Não é minha intenção satanizar o mercado. Se o mercado apresenta efeitos adversos do ponto de vista cultural, no aspecto econômico ele não tem alternativa [por enquanto] e basta dizer que na China comunista ele tirou da pobreza 400 milhões de pessoas, a partir das reformas de Deng Xiaoping. Para Adam Smith, a riqueza das nações vem do mercado, da concorrência e da produtividade. O mundo se livrou do nazismo, do fascismo e, até, do comunismo; Entretanto, formas variadas de um microfascismo proliferam e se manifestam sob a forma de racismo, xenofobia, etnocentrismo, exaltação de credos fundamentalistas, opressão de minorias. E a idolatria da tecnociência, ao lado da economia de mercado, vem mudando o comportamento do homem e nem sempre para melhor. A cultura não pode se esgotar nos conhecimentos tecnocientíficos, mas deve ter também um embasamento histórico, filosófico, social, artístico e religioso. Com o avanço da técnica, configura-se a cultura do *expert*: microcultíssimo, macroignorante. No outro extremo temos a alternativa irracional, representada pelo entulho das pseudociências e/ou criptociências (psicologia popular, literatura de autoajuda, esoterismo, astrologia, programação neurolinguística, cientologia, fundamentalismo religioso...). Nesse cenário obscurantista, ocorre um verdadeiro estupro cultural. Existe um *gap* entre essas duas visões de mundo. No meio de campo, existe um imenso vazio cultural, o que vale dizer não preenchido pela *Kultur* germânica ou pela cultura clássica da tradição francesa. É preciso ressaltar também a cultura popular: a memória do povo perpetuada em suas tradições e costumes. Esta também vem sendo descaracterizada pelo predomínio da tecnocultura e da indústria cultural.

É importante considerar a hegemonia tecnoeconômica dos países desenvolvidos e a descaracterização dos países periféricos. O que produz riqueza cultural de uma comunidade ou de um país é a diferença. Com o fenômeno da globalização começou o fim da pluralidade dos mundos. O processo de esvaziamento da vida rural, a urbanização crescente e o fenômeno da desterritorialização das pessoas contribuem para o esmagamento das culturas populares. É crescente a influência da ciência, da técnica e do progresso na vida cultural dos povos. A revolução da informática e a transnacionalização das comunicações reforçam, ainda mais, a uniformidade dos modelos. Há uma dissimetria dos fluxos culturais, com nítido predomínio dos países ricos. E inquestionavelmente o modelo americano é hegemônico. O mundo fala inglês, negocia em dólar, bebe *Coca-Cola*, acompanha hipnotizado a festa do Oscar e o campeonato da NBA e os ícones do mundo contemporâneo são os *pop stars* do rock, jeans, *smartphones*, tênis Nike, *T-shirts* e outros tantos. O mercado da informação é quase monopólio de quatro agências: Associated Press e United Press (EUA), Reuter (Reino Unido) e France Press (França). Os meios de comunicação do mundo inteiro são assinantes dessas agências. No mundo contemporâneo nós temos ainda a influência da internet. Ela tem o significado de uma mídia mundial e promove a democratização da informação. Mas ela tem muitos efeitos perversos.

Se o choque cultural do Ocidente é um fato, existem exemplos históricos da inversão da influência cultural. O exemplo mais ilustrativo é o da antiga Grécia, que influenciou fortemente o conquistador romano. Pode ser citado também o caso da sedução do Japão pela cultura chinesa. No mundo contemporâneo há uma marcada tendência da ocidentalização da cultura; Entretanto, nesse choque cultural os desdobramentos são imprevisíveis. Não se pode falar ainda de uma macdonaldização do mundo.

Hilton Japiassu, no livro *A Crise da Razão e do Saber Objetivo* (Letra & Letras, São Paulo, 1996), fala no encantamento/desencantamento/reencantamento do mundo: "O mundo era encantado (mágico-religioso-mítico) e a ciência moderna já nasceu com um projeto de desencantamento do mundo (através da racionalidade científica). O mundo foi dessacralizado. Mas a ciência jamais conseguiu desencantar totalmente nosso mundo. E como a tecnociência tem suas limitações, vem o apelo aos 'princípios energéticos'. As limitações da ciência promovem o reencantamento do mundo." Acho essa postulação weberiana pertinente, só que este retorno ao mágico-religioso se faz com uma "aculturação" à civilização da ciência e da técnica. Os pastores eletrônicos, a astrologia informatizada e a maquiagem tecnocientífica utilizada por certos credos religiosos e pelas pseudociências são exemplos deste tipo de aculturação.

É importante não confundir progresso humano com progresso tecnológico. Nas sociedades pós-industriais, o cidadão vem sendo transformado em um terminal de informação. E essa avalanche de informação é absorvida, quase epidermicamente, sem reflexão crítica e pode transformar o usuário em um mero consumidor de *trash* cultural. A cultura é produzida como mercadoria e equiparada a sabão em pó ou xampu para cabelo.

A informática é a prima-dona das novas tecnologias e este ramo da tecnociência vai criando uma nova linguagem (hipertexto, twitter, hipermídia, multimídia, hacker, aplicativos, Instagram, Snapchat Facebook, infovias, internauta, WhatsApp, e-mail, redes sociais, sites, blogosferas...) de tal sorte que no mundo de hoje quem não dominar o informatiquês é um analfabeto funcional. E mais uma vez as inovações nesse campo vêm dos EUA: Bill Gates (Microsoft), Steve Jobs (Apple), Mark Zuckerberg (Facebook) e outros. Dá-se o nome de informática ao conjunto de ciências da informação, estando incluídas nesse grupo a ciência da computação, a teoria da informação, o processo de cálculo, a análise numérica e os métodos teóricos da representação dos conhecimentos e de modelagem dos problemas. A palavra é formada de duas outras associadas a ela: a primeira é informação e a segunda é automática. A informática por seus meios próprios (computadores, internet, telefonia móvel) e associada a outros meios eletrônicos de comunicação (televisão, satélites artificiais e outros) transformou o mundo em um grande *happening*. É a chamada aldeia global, de que falava McLuhan. Segundo o filósofo canadense Marshall McLuhan a imprensa nos destribalizou, enquanto os meios eletrônicos estão nos retribalizando. Esse conjunto de ciências e técnicas pode desde transmitir em tempo real um jogo de futebol para o mundo inteiro, até espiar o olho de um ciclone. Assim, sua importância nas ciências (ecologia, engenharia, medicina, meteorologia, exploração espacial, mineração), no entretenimento (esportes, música, espetáculos artísticos), no mundo econômico e nas finanças, no turismo e nas viagens é incalculável. Essa sociedade digital, conectada pelas redes, já aglutina mais de 1 bilhão e meio de usuários no mundo todo. A civilização da escrita exige para organizar o pensamento a elaboração de conceitos e nós estamos ingressando em uma sociedade digital, em que as pessoas vão sendo impregnadas por signos e imagens. É a revolução digital e já fala-se hoje na Quarta Revolução Industrial (a primeira foi a da máquina a vapor, da ferrovia e da mecanização das fábricas; a segunda foi a da eletricidade, do carro e da produção em massa; a terceira a da eletrônica e da tecnologia da informação) caracterizada pela combinação de novas tecnologias como as impressoras tridimensionais, inteligência artificial e robótica. Essa revolução começa a alterar fundamentalmente o modo como vivemos, trabalhamos e nos relacionamos. Fala-se também de uma cibercultura e um juízo de valor desse tipo de cultura, só o tempo nos proporcionará. O que é a cibercultura? Que movimento social e cultural está oculto por trás desse fenômeno técnico? Podemos falar de uma nova relação com o saber? Quais são as mutações que a cibercultura gera na educação e formação das pessoas? São algumas questões que o professor Pierre Lévy levanta e tenta responder no seu livro *Cibercultura* (Editora 34, São Paulo, 1999). Esse choque cultural ainda é recente, mas é inegável que a internet (um dos braços do ciberespaço) permitindo a integração de tudo com todos, é cada vez mais abrangente. E seguramente, a interação da sociedade com esta nova tecnologia vem mudando a maneira de pensar e de ser das pessoas. A internet, segundo Philippe Quéau, é o equivalente a uma imprensa universal, pessoal, ubiquitária, instantânea e de baixo custo. Parece que a cibercultura dispõe de modelos mentais e instrumentais mais aptos a captar a complexidade do mundo contemporâneo, de sorte que é possível elaborar no computador universos conceituais, realidades virtuais, simulações numéricas, modelos abstratos que nos ajudam a compreender o mundo e a nós mesmos. Embora as tecnologias da informação tenham revolucionado todos os campos do saber e do fazer, o certo é que existe um deslumbramento com a utopia tecnotrônica, que objetiva, com a sociedade digital, a supressão de todo trabalho penoso, a descentralização social, a sociedade da abundância, o ócio remunerado e outros presentes de Papai Noel (ver neste texto: A Utopia do Ócio).

Enquanto sonhamos com a utopia, temos que pôr os pés no chão e lembrar que vivemos sob o império das telecomunicações, que se torna cada vez mais universal e totalitário. A televisão, por exemplo, já faz parte de nossa cultura. Ela é a nossa cultura. Para alguns a televisão representa uma democratização da cultura, para outros é um instrumento de alienação e manipulação a serviço da indústria cultural. Na televisão, os efeitos especiais são mais importantes que o conteúdo das mensagens. É a cultura dos videoclipes. Para Postman, a televisão tornou-se uma metamídia que transforma nossa cultura em *show-business*. Além da glamorização da mensagem, há um estado permanente de superinformação, não havendo tempo para crítica da mensagem, que mal é assimilada pelo telespectador. As informações e as mensagens publicitárias se sucedem em um ritmo frenético, não permitindo ao espectador a construção de um conjunto coerente. A verdade é que vivemos em um mundo saturado de informações, mas carente de análises e reflexões. Parece que a televisão é quase só entretenimento, não exercendo função pedagógica-educativa, pois aquisição de conhecimento exige empenho, perseverança e raciocínio e, sobretudo, exercício do pensamento abstrato.

Outro bias da racionalidade científica é a matematização do mundo. Os técnicos medem, os artistas sentem. A ciência e a técnica são vocacionadas para a precisão, mas nem sempre os fatos da vida são matematizáveis. A estatística, por exemplo, cada dia invade mais a vida do cidadão comum e seus efeitos podem ser perversos para a sociedade. A estatística se transformou no ópio dos cientistas e dos meios de comunicação. Para o sociólogo americano Neil Postman, a estatística cria uma enorme quantidade de informação completamente inútil, o que aumenta a tarefa, sempre difícil, de localizar o que é útil para a cultura. Isso, diz ele, é mais do que um caso de "excesso de informação." É uma questão de "insignificância da informação", que tem o efeito de colocar toda informação no mesmo nível. E conclui: a diversidade, a complexidade e a ambiguidade do julgamento humano são inimigos da técnica. Elas zombam das estatísticas, das pesquisas de opinião, dos testes padronizados e das burocracias. E a máquina elimina a complexidade, a dúvida, a ambiguidade.

Longe de mim negar o valor da estatística, quando adequadamente utilizada, e dentro de seus limites. Mas a estatística, como qualquer outra tecnologia, tende a ser superestimada, tende a sair do controle e ocupar espaços onde só pode causar estragos. Também as pesquisas de opinião têm seus efeitos perversos e são utilizadas de modo abusivo pelos meios de comunicação e pelos institutos de pesquisa. Essas pesquisas, com frequência, utilizam metodologias questionáveis, sendo comum que os agentes de pesquisa ignorem o que as pessoas sabem sobre o tema proposto.

Some-se a isso tudo a falência do sistema educacional, cujo propósito é proporcionar um acúmulo de conhecimento ao educando, com o objetivo de lhe conferir um diploma para exercer uma profissão. Não constitui uma heresia afirmar que o diploma é o maior inimigo da cultura. Em todas as instâncias o sistema educacional está em crise, desde o primeiro grau até o ensino superior. A cultura não deve ser cumulativa, mas auto-organizadora no sentido de transformar a informação e o conhecimento em saberes articulados. Tornar-se culto é uma aventura fascinante, mas exige transpiração. É preciso ter coragem para exorcizar o demônio das ideias cristalizadas.

As sociedades organizadas estão perplexas e o vazio de ideias, ao lado do progresso técnico acelerado, vai gerando uma cultura descerebrada. O velho está morrendo e o novo ainda é uma geleia. As elites pensantes repudiam as teorias transcendentais por considerá-las fantasiosas, acríticas e anticientíficas. As teorias científicas ou filosóficas superestimam uma vertente do conhecimento para explicar e, até,

AGONIA DA CULTURA? ■ **135**

transformar o mundo. Estamos vivendo uma etapa crucial do conhecimento, traduzida por uma explosão do conhecimento segmentado e por uma falência das teorias totalizantes. A cultura torna o homem melhor? Mais solidário? Parece que o refinamento cultural (ao lado de outras causas) torna o homem um ser encapsulado e, às vezes, o deteriora do ponto de vista espiritual. Diz-se até de certos filósofos, que seu amor pela humanidade apenas dissimula sua incapacidade para amar quem quer que seja em particular. Enfim, a atitude solidária e a ação de ajuda não estão incorporadas ao repertório comportamental do homem moderno. Com frequência encontra-se mais solidariedade na favela do que no condomínio de luxo!

Tecnossaber ou barbárie? Cornélius Castoriadis, filósofo greco-francês, prega uma reforma do "entendimento humano", isto é, uma reforma do ser humano enquanto ser social-histórico. Não temos necessidade de alguns "sábios" diz ele. Temos necessidade de que maior número de pessoas adquira e exerça a sabedoria – o que, por sua vez, exige uma transformação radical da sociedade política, instaurando não somente a participação formal, mas também a paixão de todos pelas questões comuns. Ora, seres humanos sábios é a última coisa que a cultura produz. É possível mudar a humanidade? Ele se pergunta. Não, alguma coisa mais modesta: que a humanidade se transforme, como ela já fez duas ou três vezes. Ele responde.

De todo modo, o mundo não me dá uma só razão para ser otimista. Marvin Minsky, um dos papas da inteligência artificial, quando esteve em São Paulo há alguns anos foi inquirido, durante uma entrevista à imprensa, se a alta tecnologia estava tornando as pessoas mais estúpidas. Ele respondeu, dizendo que o escritor Cyril Kornbluth escreveu uma novela tendo como tema um mundo dominado pela tecnologia, no qual as pessoas não tinham que trabalhar e, assim, se tornavam estúpidas. Isso também foi vislumbrado por H.G. Wells em *A Máquina do Tempo*. E prosseguiu: "Não acho que precisemos de tecnologia para chegarmos ao reino da estupidez. Já estamos nos imbecilizando pelo culto exagerado aos esportes, pela música de má qualidade ouvida alto, pelas religiões fundamentalistas e pela tolerância ao pensamento acrítico." Palavras sábias em um mundo de surdos. Nós estamos vivendo uma época bizarra: esportistas profissionais ganham milhões, enquanto produtores de conhecimento e cultura mal conseguem sobreviver.

Em nosso país, a barbárie cultural é de arrepiar, pois confundem o pessoal do *show-business* (Caetano Veloso, Chico Buarque, Jô Soares, Wagner Moura etc.) com grandes pensadores. Esse equívoco representa quase uma prostituição da cultura! Eles são, inquestionavelmente, grandes artistas. Isso é tudo.

Para fechar, eu quero dizer que enfrentar a barbárie é uma espécie de luta inglória. É aquela batalha travada contra a falta de ideias. Para Schiller, contra a estupidez até os deuses lutam em vão.

138 ▪ ENSAIOS NADA CONVENCIONAIS

Apêndice

Conhecimento Filosófico *versus* Conhecimento Científico

O conhecimento filosófico é mais geral, especulativo, reflexivo e depende muito do pensamento abstrato. Ele procura interpretar o mundo e propõe questões – faz mais perguntas do que dá respostas. O aumento do conhecimento aumenta as dúvidas. O conhecimento científico é mais específico, depende da observação sistemática do fenômeno, de dados experimentais e estatísticos. Ele equaciona o mundo e propõe soluções.

Em certos círculos de pensadores, do mundo contemporâneo, coloca-se uma questão crucial: a filosofia tem futuro? Para muitos homens de ciência e muitos adeptos da tecnociência a filosofia está morta. O pensador francês Jean François Lyotard no seu livro *A Condição Pós-Moderna*, lançado em Paris em 1979, admitiu que o "pós-moderno" é a incredulidade em relação às metanarrativas (cristianismo, islamismo, marxismo, fascismo...). A ciência não precisa ser legitimada pela filosofia. E o declínio da filosofia depende da hegemonia da informática. Segundo Lyotard, alguns saberes que circulam em torno da filosofia podem sobreviver como as línguas mortas sobrevivem até hoje. Para o físico e astrônomo inglês Stephen Hawking à medida que a ciência avança a filosofia recua – de sorte que a ciência (é uma questão de tempo) será hegemônica e explicará tudo no universo. Ele vai além e afirma que a filosofia está morta: é um dinossauro. Para Martin Heidegger – um dos maiores filósofos do século XX – decretar a morte da filosofia é como decretar a morte do pensamento e o que diz respeito à ciência é objeto de ampla reflexão por parte da filosofia (Filosofia da Ciência). O próprio Thomas Kuhn – físico e filósofo da ciência – identificou os meios pelos quais paradigmas científicos se erguem e declinam. Enfim, a filosofia tem futuro? Deixo para a reflexão do leitor a resposta a essa intrigante questão.

Índice Remissivo

A

Aborto, 114
"Aculturação", 13
Adaptabilidade, 53
Agência (s)
    Nacional de Vigilância Santiária, 75
    reguladoras, 75
Aglomerações, 52
Agressividade, 42
Alimentos transgênicos, 114
Amígdala cerebral, 40
Aposta de Pascal, 122
Argumento (s)
    analógico, 121
    circular, 121
    pseudocientíficos, 87
Asclépio, 108
Assédio moral, 59
Atenção primária à saúde, componentes
    essenciais, 93
Atrações, 56
Autoengano, 85
AZT, emblemático caso, 69

B

Beijo
    a arte do, 79-84
    código do, 81
    de desdém, 83
    hábito do, 80
    libidinoso, 80
    romântico, 80
    sensual, 81
"*Bench to bed*", 11
Bioeletrônica, 113
Bioética, 114
Biofeedback convencional, 102
Bioinformática, 68
Biologização do ser humano, 9
Bionicman, 113
Biotecnologia, 75
Bioterrorismo, 46
Black blocs, 44
Blefe, 86
Blue brain, 14

C

Capitalismo selvagem, 71
Células-tronto embrionárias, 93, 114
Cérebro humano, 13
Choque cultural, 132
Ciborgue, 113
Código de comunicação corporal, 56
Complexo cérebro-mente, 21
Comportamento
    genetização do, 40
    machista, 42
Computopias, 63
Comunicação, modos de, 17
Conceitos espaciais, 51
Conectoma, 14
Conhecimento, 15, 31
    busca do, 130
    científico, 139
    filosófico *versus* conhecimento
        científico, 139

pragmático, 31
vulgar, 31
Craniologia, 8
Criança, tratamento de doenças mentais
em, 73
Crime
biológico, 12, 40
cibernético, 44
organizado, 47
Cuidado ao paciente termianal, 114
Cultura, 129
Cyberwar, 45

D

Da bancada à clínica, 114
Desemprego conjutural estrutural, 62
Detectores de mentira, 89
Determinismo *versus* livre-arbítrio, 41, 123
Deus, acreditar em, 123
Dimensão espacial, 51
Direito das minorias, violentação dos, 43
"Diretiva antecipada da vontade", 3
Distanásia, 5
Distância entre pessoas, 54
Ditaduras sangrentas, 44
Doenças negligenciadas, 70
Dor (es)
aguda, 101
aspectos
biológicos, 101
culturais, 102
psicológicos, 104
regligiosos, 104
conceito, 99
crônicas, 101
"da alma", 104
de natureza
disfuncional, 99
estrutural, 99
mista, 99
definição de, 99
do parto, 103
função da, 100
síncope da, 100
sofrimento e, 104

tolerância à, 102
Drones, 45
Drug-design, 68

E

Embrião, descarte de, 114
Emoções, administsrar as, 23
"Ensaios clínicos», 67
Epistemologia, 125
Equidade, 95
"Escatologia científica», 91
Espaço
exterior, 52
pericorporal, 51
pessoal, 51
territorial, 51
Esquema corporal, 51
Estatística, 135
Ética médica, 115
Eutanásia, 114
Eutanásia, 5
Exclusão social, 42

F

Fanatismo, 46
Farmácia galênica, 108
Fármaco (s)
biológicos, 76
custo de um novo, 69
inovadores, 69
Fenômeno
da globalização, 131
de sensitivação, 101
Feromônios, 53
Filosofia, 31
com humor, 117-128
definir, 118
o que é?, 117
serve para quê?, 118
tem futuro?, 139
Fibromialgia, 101
Física
quântica, 7, 126
teórica, 7

Fordismo, 61
Fraude no meio científico, 87
Frenologia, 7
Fuzzy logic, 16

G

Galeno, 107
Gangues, 44
Gargalhada, 26
General *Practitioner,* 94
Genéricos, 74
Genética, 75
   preditiva, 111
Glândulas endócrinas, 52

H

Habitat, 52
Hegemonia tecnoeconômica, 131
Hipócrates, 107
Hobby, 66
   novo desafio do, 65
Homem
   biológico-artificial, 112
   único animal que ri, 23
Homo dolorosus, 105
Homo faber, 60
Humor, filosofia com, 117-128
Hygyea, 108

I

Ideia global, 133
Idosos, polifarmacoterapia nos, 73
Imprensa na vida do cidadão, 48
Indústria farmacêutica
   comportamento da, 67
   marketing na, 71
Informática, 132
Instinto repressor, 41
Integralidade, 95
Inteligência
   artificial, 20
   corporal, 18
   emocional, 19

espacial, 17
esse labirinto, 15-22
físico-sinestésica, 18
interpessoal, 18
intrapessoal, 19
linguística, 16
lógica-matemática, 16
múltiplas, 15
musical, 17
Interdisciplinaridade, 31
Intimidade espacial, 54
Ironia, 25

J

Juramento hipocrático, 107

K

Karoshi, 59

L

Linguagem patológica corporal, 105
Lobistas, 74
Lógica, 31, 120
Logro, 86
Ludita, 61
   novo desafio do, 65

M

Macro-espaço, 51
Mapa(s)
   citoarquitetônicos, 9
   cognitivo estelar, 18
Marketing na indústria farmacêutica, 71
Matematização do mundo, 134
Mecânica quântica, 126
Medicalização da sociedcade, 72
Medicamento (s) (*v. tb.* Fármaco)
   genéricos, 74
   política de, 73
Medicina
   artesanal, 92
   científica, 92

curativa, 109
de manutenção, 109
de reabilitação, 109
experimental, 114
moderna, 108
morte e, 2
"oficial", 92
paliativa, 109
paradigmas da, 107-115
prática da, 97
preditiva, 110
previsiva, 109
regenerativa, 111
robótica, 93, 113
Médico generalista, 93
Mentira (s)
a arte e o engenho da, 85-90
detectores de, 99
estatísticas, 87
grandes, 87
manejo da, 85
na política, 87
pequenas, 87
pragmática, 90
profissional, 86
punho-de-renda, 87
utilitarista, 86
Mentiroso
jocoso, 86
light, 86
Mercado da informação, 131
Mercahndising na indústria
farmacêutica, 71
Metafísica, 119
Métodos genéticos, 76
Metodologia científica, 31
Micro-espaço, 51
Modelo biológico, 92
Morte
"clínica", 5
dessacralizada, 1-5
encefálica, 5, 114
medicina e, 2
piedosa, 5
"social", 5
tecnologia e, 4

N

Nanomedicina, 113
Neurocentrismo, 7-14
Neurociência, banalização da, 7
Neurodireito, 12
Neurolinguística, 10
Neuroteologia, 11
NHS (*National Health Service*), 94

O

Obstinação terapêutica, 114
Ócio
significado, 64
utopia do, 59-66
Odor, 56
Ortotanásia, 5

P

Panaceia, 108
Patente, 70
Patrimônio cultural da humanidade, 129
Perceiver, 18
Perfil genético, 76
Periodo
artesanal, 62
feudal, 62
industrial, 62
pós-industrial, 62
Perjúrio, 89
Personalidade psicopática, 86
Pesquisa aplicada, 37
Pesquisa & desenvolvimento, 67
Pichadores, 44
Placebo, 73
Polifarmocoterapia em idosos, 73
Política de medicamentos, 73
Prazer fisiológico, 79
Prodígio, 20
Programa de farmacologia racional, 75
Próteses artificiais, implante de, 93
Proxemics, 54
Prozac, caso do, 70
Pseudodoenças, 72
Puluwat, 18

Q

QI, 15
Quarta Revolução Industrial, 133
"Quarto chinês", 21
"Química combinatória", 68
Quociente emocional (QE), 19

R

Raciocínio lógico, 125
Razão, 15
Receptores opíoides, 102
Repulsas, 56
Revolução
  farmacológica, 114
  quirobótica, 113
  tecnológica, 62
Ridículo, 24
Riso
  "amarelo", 25
  biologia do, 25
  esboço sobre o, 23-30
  gênese do, 25
  irônico, 25
  patologia do, 28
  psicologia do, 27
  sarcástico, 25
  sardônico, 28
  significado do, 24
  zombeteiro, 25
Royalties, 70

S

Sabedoria, 15
Saber, 15
  metódico, 31
  reflexivo, 31
  transcendente, 31
Saúde
  atenção primária à, 93
  despesas com, 94
  pública, 93
  "terapêutica", 109
Savantismo, 20

Senso
  comum, 31
  de humor, 26
Sensores periféricos, 51
Sequestro, 47
Serial killer, 42
Sexo fisiológico, 79
Silogismo, 120
Sinapses, 10
Síncope da dor, 100
Síndrome
  de Burnot, 59
  de colapso-algésico, 100
Sistema
  de analgesia, 102
  de histocompatibilidade, 110
  educacioanal, falência do, 135
  público de saúde, 91
  público-assistencial, falência do, 97
  Único de Saúde, 95
Skinheads, 44
Sociedade do ócio, 63
Suicídio, 42
  assistido, 114
Superdotado, 20
SUS, ver Sistema Único de Saúde

T

Tarefas
  "malditas", 62
  "nobres", 62
Taylorismo, 61
Tecnoloiga, morte e, 4
Tecnossaber ou barbárie?, 136
Teorema de Pascal, 122
Teoria
  da relatividade, 7
  de Gardner, 19
  funcionalista, 43
  marxista, 43
  postuladas para explicação da
    violência, 43
  sistêmica, 43
Terapia gênica, 75, 93
Terrorismo, 45, 46

"Testamento vital", 3
Teste (s)
  clínicos, 68
  de QI, 87
  de Turing, 20
  psicométricos, 19
Tolerância à dor, 102
Torcidas organizadas, 44
Trabalho humano, 62
"*Translational medicine*", 11
Transplante de órgãos, 114
Turma do arrastão, 44

U

Unidade (s)
  básicas de saúde, 96
  de Terapua Intensiva, disseminação
    das, 94
Universalidade, 95
Universidade
  brasileira, 31, 33
    vícios da, 34
  crítica, 38
  hodierna, 33
  medieval, 32
  moderna, 33
  o que é?, 32
  papel da, 36
Universidade-empresa, interação, 114

Utilitarismo, 126
Utopia (s)
  do ócio, 59-66
  tecnotônicas, 63

V

Violência
  culto no mundo moderno, 39-49
  do Estado, 44
  gênese da, 43
  no campo, 48
  no sistema prisional, 47
  no trânsito, 43
  sexual, 46
  teorias postuladas para explicação da, 43
  urbana, 42
Visão estereoscópica, 53

W

Woraholic, 63

Z

Zona
  íntima, 55
  pessoal, 55
  pública, 55
    social, 55

Impresso por:

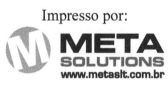